Jürgen Kammerl

Schlaganfall

Der Krieg im Kopf

Erfahrungen eines
Schlaganfallopfers

Über den Autor:

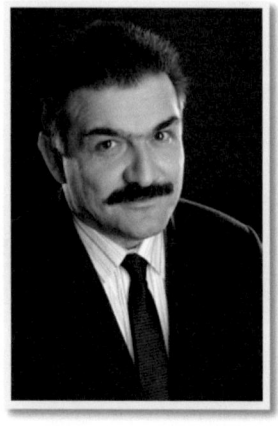

Jürgen Kammerl wurde 1962 in Straubing (Niederbayern) geboren. Seit 1964 wohnt er in Darmstadt und ist seit dem Jahr 2004 geschieden. Nach mehreren Schicksalsschlägen erlitt er im Dezember 2006 seine beiden Schlaganfälle. Diagnose: „Ursache unbekannt". Er begann nach der Entlassung aus der Reha seine Erfahrungen aufzuschreiben, die er während seines Genesungsprozesses erlebte. Seit 2007 widmet sich der Autor in seiner Freizeit der Literatur. Inspiriert durch seine beiden Schicksalsschläge, kam er letztendlich auf die Idee, ein Buch über seine Erfahrungen und Erlebnisse zu schreiben. Dies führte dazu, dass er 2008 sein Erstlingswerk *„Schlaganfall - Der Krieg im Kopf"* geschrieben hat, und dieses im März 2008 veröffentlicht wurde. Für sein zweites Buch, mit dem Titel *„Das Puzzle des Lebens – Band 1 "* - in dem er seine weiteren Fortschritte und Erfahrungen beschreibt, ist die Veröffentlichung im März 2009 geplant. Weitere Bücher werden noch im Laufe der Zeit folgen. Wenn Sie mehr Informationen über Jürgen Kammerl und seiner Literatur erfahren wollen, dann schauen Sie doch einfach auf seiner Autorenhomepage:

http://www.die-gedankenwelt.de

TASCHENBUCH

3. Auflage: Dezember 2012

D er Inhalt dieses Buches beruht auf Tatsachen. Zum Schutz der Persönlichkeitsrechte - der in diesem Buch vorkommenden anderen Personen und Details - wurden die Namen verändert.

Herstellung und Verlag:
BoD Norderstedt,
ISBN13: 978-3-8370-4061-6

Schlaganfall

Der Krieg im Kopf

**Mit dem Gedächtnisverlust fingen erst
die Probleme an.**

Widmung

Dieses Buch möchte ich all denjenigen Menschen widmen, die mich bei meinem schweren Leidensweg begleiteten und mir all diese Kraft schenkten, damit ich diesen Schicksalsschlag so gut überstehen konnte. Mein besonderer Dank möchte ich den Ärzten, Therapeuten, meinen Eltern, Arbeitskollegen und Freunden aussprechen, die mich in allen Lagen und Situationen unterstützten.

***

Inhalt

Zum Geleit

Ein Schlaganfall ist ein schweres und einschneidendes Ereignis in die Persönlichkeit und Lebensqualität des Betroffenen und seiner Angehörigen. Viele Menschen, die einen Schlaganfall erleiden mussten, werden auf einmal aus dem bisherigen Leben gerissen. Mentale, psychische und physische Belastungen müssen auf einmal verarbeitet werden. Für viele Betroffene ist das eine Lebensaufgabe. Für manche wenige ging es relativ „glimpflich" aus, zu denen ich mich glücklicherweise auch zählen konnte.

Trotz der schnellen medizinischen Behandlung habe ich noch heute mit den Folgen zu kämpfen. Nicht nur die Betroffenen selbst erleiden Qualen sondern auch deren Angehörige. Genaue Zahlen gibt es nicht. Schätzungen gehen davon aus, dass jährlich in Deutschland rund 250.000 Menschen einen Schlaganfall erleiden. Mittlerweile ist der Schlaganfall die dritthäufigste Todesursache und häufigster Grund für eine bleibende Behinderung nicht nur im Erwachsenenalter. Immer mehr jüngere Menschen werden davon betroffen. Von den Überlebenden leiden etwa ein Drittel unter anderem an einer Sprach- oder Sprechstörung, auch Aphasie genannt.

Niemals hätte ich geglaubt, dass auch ich einmal zu dem Kreis der Betroffenen gehören sollte. Rechnet man doch im Gedanken normalerweise damit, erst im hohen Alter mit einem Hirninfarkt oder ähnlichem konfrontiert zu werden. Zu dieser Erkenntnis sollte ich aber schon sehr viel früher kommen. In diesem - meinem ersten Buch - möchte ich nun meine Geschichte erzählen, wie alles begann bis zum Abschluss der medizinischen Behandlung in der Rehaklinik und meinen danach so schwierigen Lebensbedingungen. Es ist eine Art der Verarbeitung, mit diesem Schicksalsschlag umzugehen und erträglich weiter leben zu können. Konfrontiert mit Einschränkungen die ich vorher nie kannte und das Geschehene zu verarbeiten. Bis heute noch fehlt mir meine komplette Jugend, wie ich aufwuchs, wie ich zur Schule ging, meine Ausbildung, ... Wenn ich versuche mich daran zu erinnern, sehe ich nur einen leeren schwarzen Raum. Es fehlt mir ein komplettes Stück Leben. Nur dank vorhandener alter Unterlagen, die ich aufgehoben hatte, konnte ich das bisher Erlebte wieder „etwas" nachvollziehen. Abgesehen von den innerlichen Bemühungen, sein Bestes zu geben in allen Situationen und dabei immer wieder an seine vorzeitigen Grenzen zu stoßen ist nicht einfach. Schnell bestand die Gefahr, hierbei in eine Depression zu verfallen. Eines habe ich mir aber fest vorgenommen, nämlich nie die Hoffnung zu verlieren auf Besserung. Es ist ein Kampf entbrannt um jede Erinnerung, den ich aufgenommen habe und dank meines Ehrgeizes nicht so schnell aufgeben werde. Bei allem Ehrgeiz wurde mir aber sehr schnell bewusst, dass ich eigentlich für einen Schlaganfall viel zu jung war und nicht in das typische Raster passte. Auch musste ich die Erfahrung machen, dass ich nur durch eigene Initiativen und einen enormen Ehrgeiz weitere Behandlungsschritte für meine Genesung ermöglichen konnte. Nach meinem Krankenhausaufenthalt (Stroke-Unit und Medizinische Klinik) war ich plötzlich ganz allein auf mich gestellt. Der Verlust all meiner Erinnerungen war für mich selbst und meine Familienangehörigen sehr belastend. Erst jetzt fingen die immensen Probleme an...

***

Wie entsteht ein Schlaganfall?

Der Begriff „Schlaganfall" (englisch: „stroke") umfasst mehrere klinisch und ätiologisch definierte Krankheitsbilder. Auf der Basis klinischer Untersuchungen kann zwischen dem *hämorrhagischen* und dem *ischämischen* Typ des Schlaganfalls differenziert werden. Ein Schlaganfall ist eine plötzlich auftretende Störung der Durchblutung im Gehirn. Die häufigste Form der Gefäßschädigung ist die Arteriosklerose, auch bekannt als Arterienverkalkung, bei der sich aufgrund eines hohen Blutdrucks und zu hohen Blutfettwerten in den Gefäßen so genannte Plaques bilden. An diesen Aufrauhungen in den Arterien können sich Blutgerinnsel bilden und Gefäße im Gehirn verstopfen. Außerdem ist es möglich, dass Gerinnsel zerfallen, Teile durch den Blutstrom weitergetragen werden und in kleineren Gehirngefäßen hängen bleiben. Es kann vorkommen, dass sich Gerinnsel losreißen und an einer anderen Stelle ein Gefäß verschließen. Das wird Embolie genannt, was für meinen Fall zutraf. Eine Sinusvenenthrombose Sinus sigmoideus und Sinus transversus links sowie eine Stauungsblutung links temporal hatte mich außer Gefecht gesetzt.

In der nachfolgenden Abbildung können Sie die Entstehungsphasen von Arteriosklerose, Blutgerinnsel und Embolie sehen:

Arteriosklerose		Embolie

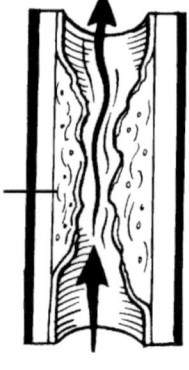 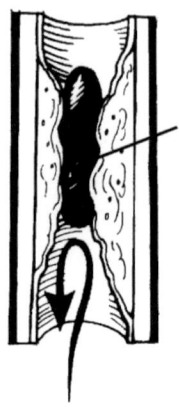 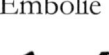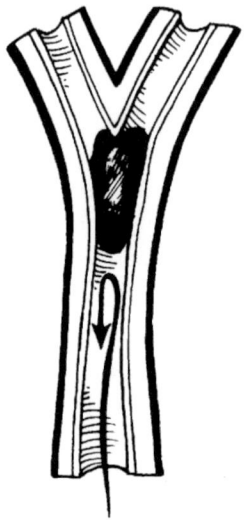

Blutfluss	Blutfluss	Blutfluss
Arterios-klerotische Plaque.	Ein Blutgerinnsel, das sich im Gefäß gebildet hat.	Ein Blutgerinnsel, das sich an anderer Stelle losgerissen hat und mit dem Blutstrom weitergetragen wurde, bis es in einem engen Gefäß hängen bleibt.

Wenn das Blutgerinnsel den Blutfluss zu einem Teil Ihres Gehirns unterbricht, haben Sie einen Schlaganfall. Auch wenn das Gerinnsel nur für kurze Zeit dort verbleibt, beginnen die Hirnteile, die nicht mehr versorgt werden, abzusterben. Diese Stelle bezeichnet man als Hirninfarkt. Die betroffene Hirnregion ändert ihre Farbe von rosa zu weiß, da kein Blut mehr fließt (ein Grund mehr, diesen Schlaganfall als weiß zu bezeichnen). Als Folge sterben die dortigen Nervenzellen aufgrund des Mangels an Sauerstoff und Nährstoffen ab. Andere Begriffe für diese Erkrankung sind Gehirnschlag, apoplektischer oder zerebraler Insult, verkürzend auch Apoplex oder Insult. Dabei wird zwischen zwei Formen unterschieden:

- Beim **hämorrhagischen Infarkt** wird ein zum Gehirn führendes Blutgefäß plötzlich verstopft oder ein Blutgefäß platzt, wodurch Blut in das umliegende Hirngewebe fließt.

- Beim **Ischämischen Schlaganfall** handelt es sich um eine Minderdurchblutung des Gehirns, ausgelöst durch verschiedene Ursachen. Rund 80 Prozent der Schlaganfälle sind dieses Typs. Zu dieser Kategorie „Schlaganfall" sollte auch ich dazugehören. „Ischämie in hinteren Mediastromgebiet" hieß es im Klinikbefund.

Etwa die Hälfte aller Gehirnschlag-Betroffenen ist über 70 Jahre alt. Damit sind ältere Menschen die Risikogruppe für Schlaganfälle. Aber auch junge Menschen können einen Schlaganfall erleiden - vor allem bei Vorliegen einer genetischen Disposition oder anderen Risikofaktoren wie zum Beispiel hoher Blutdruck, Nikotinkonsum, Übergewicht, Bewegungsmangel oder Herzrhythmusstörungen. Bei einem Hirnschlag ist es notwendig, sofort zu handeln. Nur so können bleibende Schäden verringert werden.

***

Zu meiner Person

Ich wurde als zweites Kind und Sohn am 31. Juli 1962 in Straubing geboren, das im schönen Niederbayern liegt in der Nähe von Regensburg.

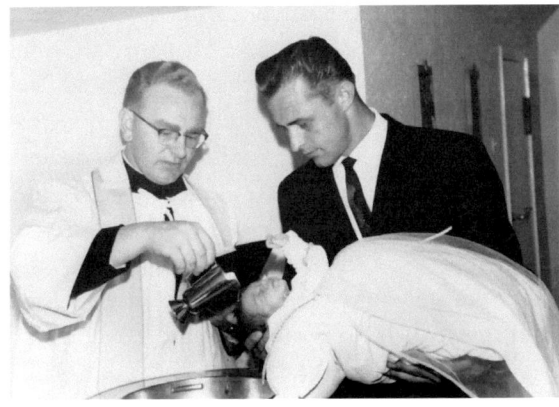

Foto: Meine Taufe 1962

Ja, Sie sehen richtig, der kleine da in der Mitte, das bin ich. Mein Vater, was ein fescher Kerl, hält mich stolz über das Taufbecken. Der Pfarrer währenddessen gießt einen Becher Wein über meinen Kopf. Ach woas schrei i denn da, natürlich war das Weihwasser.

„Jo mei!"

„Brrr, is des Wasser koit!" – dachte ich schon als kleiner Bayer. Sogar als ich protestierend meinen rechten Arm hob, übergoss der Pfarrer mich weiter mit dem kalten Weihwasser. Schließlich überstand ich unbeschadet die Taufe und wurde von nun an mit dem Vornamen Jürgen gerufen. Im Laufe der Zeit wurde ich immer größer, älter und manchmal auch frecher. Mein Leben begann...

Es war ein Start in eine ungewisse Zukunft. Es vergingen die ersten Monate und ich wuchs eifrig heran. Sehr früh stand ich schon im Laufstall auf den eigenen Beinen. Das Ergebnis können Sie nachfolgend sehen.

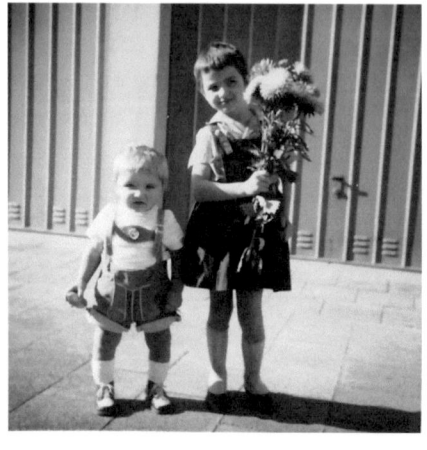

Foto: (v.l.n.r.) Ich und meine Schwester

Als das Foto von mir und meiner Schwester aufgenommen wurde, war ich schon 13 Monate alt und hatte mächtige O-Beine. Neben mir steht meine Schwester, die 4 Jahre älter ist als ich. Sie hatte leichte X-Beine. Man könnte bei diesem Anblick gerade meinen, wir wären einer „besonderen" Familie entsprungen. Das mit meinen Beinen regelte sich schon sehr bald und meine Haare färbten sich blond, was mir ermöglichte, schon in ganz jungen Jahren große Chancen bei den Mädels zu haben. Meine erste Freundin lernte ich schon mit 3 Jahren kennen wie Sie im nachfolgenden Bild sehen können...

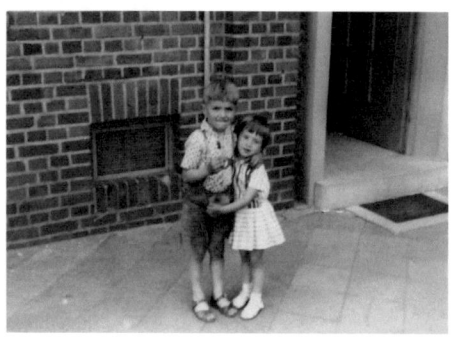

Foto: (v.l.n.r.) Ich und meine erste Freundin

Sie wohnte damals im gleichen Wohnblock und war etwas jünger als ich. Ihren Namen allerdings weiß ich heute nicht mehr. Man beachte den Griff ihrer linken Hand. Ach ja, da waren meine O-Beine mittlerweile verwachsen zu ganz geraden Stelzen. Seit meinem zweiten Lebensjahr wohne ich in Darmstadts ältestem Stadtteil, der sich *Bessungen* nennt. Dieser Stadtteil ist nicht nur ein begehrtes Ziel für Fahranfänger, da in diesem Stadtteil sehr viele enge Gassen, Einbahnstraßen und „Rechts vor Links- Fallen" sind. Als ich meinen Führerschein machte, hatte ich gegenüber den anderen Fahrschülern doch einen kleinen Vorteil, da ich alle Straßen, Tücken und Fallen in der Umgebung kannte. Der Stadtteil *Bessungen* besitzt bis heute drei 3 schöne Grünanlagen. Eine davon ist der *Orangeriegarten*. Im Sommer ist diese Gartenanlage sehr sehenswert, da dort viele exotische Palmen stehen und verschiedenste Blumenarten gepflanzt werden.

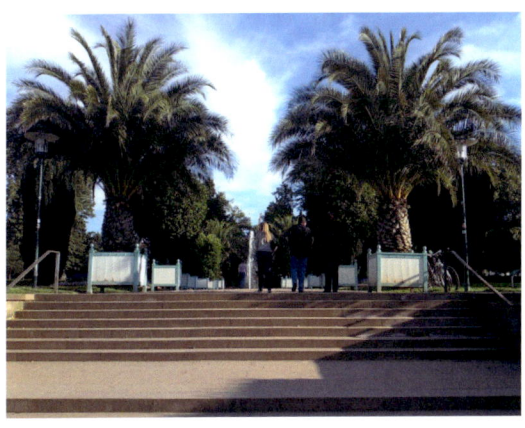

In dieser Oase der Romantik und Erholung suchte ich immer bei schönem und sonnigen Wetter ein kleines Plätzchen um zu Entspannen…

Einer von vielen Wegen durch die Orangerie mit ihren großen Phönix Palmen. Dort ist auch ein kleines Schlösschen in dem manchmal verschiedene Veranstaltungen stattfinden wie z.B. Kammerkonzerte, Ausstellungen und natürlich die *Bessunger Kerb,* die schon fast legendär ist. Sie hat im *Orangeriegarten* ihren Standort. In romantischer Atmosphäre gelegen, zwischen Palmen und dem Schlösschen, treffen sich im September Groß und Klein, um die alltäglichen Sorgen bei guter Musik, leckeren Bratwürsten und gutem *Darmstädter „Braustübl"* Bier zu vergessen. Bei diesem jährlichen Ereignis war ich natürlich auch immer dabei, da meine Wohnung nur 100 Meter entfernt lag, also nicht so weit weg war. Die Zeit verging und ich wurde wieder etwas älter. Im Jahre 1968 besuchte ich in Darmstadt die Grundschule.

Gleich im Anschluss - im Jahre 1972 -wechselte ich zur Hauptschule, die ich für die damaligen Verhältnisse mit einem ausgesprochen guten Abschlusszeugnis im Jahre 1978 verließ. Unter ständiger Beeinflussung von lieben und hübschen Mädels behielt ich dennoch den Überblick für die Schule. Zwei Monate später, im September 1978 begann ich eine Lehre als Maschinenschlosser in einem großen Darmstädter Maschinenbauunternehmen, das Prüfstände aller Art für die Fahrzeugindustrie produziert. Nach dem erfolgreichen Abschluss meiner Lehre im Jahre 1982 begann nun mein beruflicher Werdegang im selbigen Unternehmen. Nach einem Jahr Montagetätigkeiten an Kurbelwellenwuchtzentriermaschinen wechselte ich in einen anderen Bereich im Unternehmen. Dort wurden Materialprüfmaschinen produziert, für die ich damals Standarddokumentationen anfertigte. Es verging die Zeit bis zum Dezember 1992, als ich damals meine erste lebensbedrohliche Lungenembolie erleben musste. Nach dem erfolgreichen Aufenthalt auf der Intensivstation und der medizinischen Abteilung des Darmstädter Elisabethenstifts trat ich meine erste REHA in Bad Nauheim an. Dort, wie sollte es auch anders sein, lernte ich eine sehr nette und liebe junge Patientin kennen namens Monika, die mir von nun an meinen Aufenthalt in der REHA- Klinik erträglich machte. Nach insgesamt Elfmonatiger Genesungszeit und einem eingeschränktem Lungenvolumen trat ich wieder in mein altes Berufsleben ein. Kurz danach bildete ich mich intern im Unternehmen und auch an externen Bildungsstätten ständig weiter und erweiterte so mein breites Wissen. Durch das weitere Wechseln in verschieden Abteilungen konnte ich so meine Kenntnisse gezielt anwenden und lernte dabei die breite Produktpalette des Unternehmens kennen. 1993 begann ich mein vierjähriges Abendstudium zum staatlich geprüften Maschinenbautechniker. Tagsüber arbeitete ich im Unternehmen und gleich anschließend studierte ich von 17.00 Uhr bis 20.30 Uhr Maschinenbautechnik. Viermal in der Woche besuchte ich die Hochschule, was doch etwas in Stress ausartete. Im Jahre 1997 konnte ich das Studium erfolgreich abschließen. Von diesem Zeitpunkt an war ich als Konstrukteur in der mechanischen Konstruktion unterstützend tätig. Dort erstellte ich redaktionell und eigenverantwortlich als Teilprojektleiter die technischen Dokumentationen unserer Motoren- und Getriebeprüfstände. Zusätzlich wurden mir dann noch die Aufgabe und die Funktion eines technischen Exportkontrollbeauftragten übertragen. Das Tätigkeitsfeld möchte ich jetzt hier nicht weiter aufführen, da dies doch etwas zu „langweilig" und zu „trocken" würde. Ab dem Jahre 2003 übernahm ich dann Planungstätigkeiten für die Projektierung und unserer mechanischen Konstruktion. Ich erstellte hierbei über ein 3D-CAD-Programm Layouts und Zeichnungen unseres Auftragslieferumfanges für den Kunden bis hin zu kompletten Gebäudelayouts mit der entsprechenden auftragsspezifischen Systemtechnik. Durch diese Tätigkeit hatte ich die Gelegenheit eines direkten Kundenkontaktes vor Ort. So bekam ich Einblicke in die Fertigungs- und Forschungsabteilungen deutscher Automobilhersteller, was sehr interessant war. Dieses Tätigkeitsfeld machte mir sehr viel Spaß, wenn es auch manchmal sehr stressig wurde. So verging die Zeit…

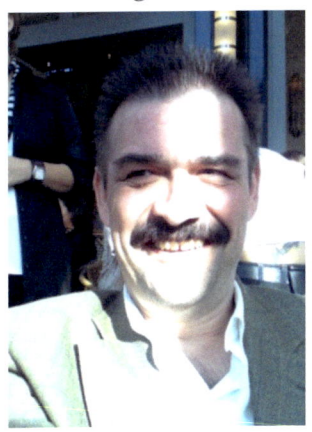

Ich war zwischenzeitlich 44 Jahre jung geworden. Durch den hohen Arbeitsstress kam ich fast nicht mehr zur Ruhe. Ich rauchte täglich gut 20 Zigaretten, trank etwas mehr als ein Tässchen Bier wie sonst und ernährte mich auch nicht gerade gesund. Bedingt durch den negativen Arbeitsstress und das schlechte Arbeitsklima, suchte ich hierin für mich irgendetwas Positives. Ich wollte für mich einfach etwas Gutes tun, sodass ich doch ein kleines

Erfolgserlebnis genießen konnte, damit der Tag letztendlich nicht so negativ auf mein Gemüt wirkte. Entsprechend war mein damaliges ungesundes Grundnahrungsmittel, das manchmal ein halber Ring Fleischwurst oder ein Stängelchen Gelbwurst war, um nur einen kleinen Auszug meiner damaligen „ungesunden" Speisekarte zu nennen. Im Laufe der Zeit musste nun auch ich auf einmal die Erfahrung machen, wie es wohl sein würde, mit einem Schlaganfall zu leben und mit dessen Folgen klar zu kommen. Bis zum heutigen Tag ist es noch so…

***

Die Vorgeschichte

Was war nur die Ursache?

Diese Frage stellte ich mir immer wieder. Mein Leben wurde seit meiner Kindheit durch viele vorhergehende leichte und schwere Krankheitsverläufe geprägt. Es begann schon in jungen Jahren. Als ich 11 Monate alt war, musste ich das Leid ertragen, wie sich mein Körper gegen die damalige Pockenschutzimpfung wehrte, die mir damals im Juni 1963 in der Frankfurter Uni-Klinik verabreicht wurde. Damalige Entlassungsbefunde zeugen davon. Mein kleiner Körper reagierte unmittelbar nach der Impfung anfänglich mit sehr hohem Fieber und daraufhin folgenden schweren Fieberkrampfanfällen. Gebeutelt von den Misshandlungen der damaligen Ärzte, die mich mit Lederriemen festzurren wollten, nahm mich mein Vater von dieser Folterstelle mit nach Hause und übergab mich anderen Ärzten, die über dieses Vorgehen nur den Kopf schüttelten. Seit diesem Ereignis habe ich bis heute noch mit den Folgen zu kämpfen in Form von epileptischen Anfällen. Hier hatte ich nun Glück im Unglück gehabt, indem ich von solchen Anfällen weitgehend verschont wurde. Nur sehr selten treten heute noch Anfälle auf. Jedoch schränkt dieses meine Lebensqualität deutlich ein. Besteht doch immer ein Restrisiko der Ungewissheit, ob ich mit einem Anfall konfrontiert werde oder nicht. Ausgenommen von den nachfolgenden üblichen Kinderkrankheiten erfolgte 1990 meine erste Operation in meinem Leben, es war ein akuter Blinddarm - mit 18 Jahren – die ich ohne Komplikationen überstand. Rund zwei Jahre später, ich war mittlerweile Angestellter in unserer Normenabteilung des selbigen Unternehmens, zog ich mir bei einen Arbeitsunfall einen 3-fachen Bänderriss am rechten Fuß zu. Ein Blechzuschnitt, 12mm dick und 1x1m groß, fiel mir beim Abscheren an der hydraulischen Schlagschere mit der Spitze auf meinen Fuß, der dann ambulant operiert wurde.

„Was macht ein Büroangestellter an einer hydraulischen Schlagschere?" - fragen Sie sich jetzt? Nun, im Rahmen von Kurzarbeit wechselte ich für vier Wochen in die Blechschlosserei wegen meiner „Schlossererfahrung". Ausgerechnet am letzten Tag dieser abwechslungsreichen Tätigkeit passte ich einen Moment nicht auf und mir rutschte das Blech aus der Hand auf meinen Fuß.

„Dumm gelaufen!" - sagte ich mir, mit schmerzverzerrtem Gesicht.

Am 18. Dezember 1992 erfolgte meine erste lebensbedrohliche Lungenembolie. Es waren eigenartige Symptome, die ich plötzlich verspürte. Jedesmal wenn ich einatmete, verspürte ich ein leichtes „Stechen" in meinem Lungenflügel, das sich rasch verstärkte. Schließlich bekam ich akute Luftnot und konnte nur noch ganz kurzatmig atmen und stand kurz vor dem Erstickungstod. Damals war ich verheiratet und meine Frau rief daraufhin sofort den Notarzt, nachdem sich schon meine Gesichtsfarbe ein wenig verändert hatte. Dieser brachte mich dann sofort auf die Intensivstation des Krankenhauses *Elisabethenstift* in Darmstadt. Nach einem insgesamt 14- tätigem Klinikaufenthalt kam ich damals in die *Taunus-Klinik* zur REHA nach Bad Nauheim. Nach erfolgter 3-wöchiger REHA, von der ich mich nach insgesamt 11-monatiger Genesungsphase ganz gut erholte, wurde ein auf Dauer beeinträchtigtes Lungenvolumen diagnostiziert. Die Ursache für die Lungenembolie war nach allen ärztlichen Untersuchungen unklar. Ich nahm den Befund arglos hin und fand mich damit ab. Anschließend trat ich wieder erfolgreich ins Berufsleben ein. Ich begann, mich in dem Unternehmen weiter zu entwickeln. Ich wechselte in verschieden Abteilungen und erweiterte ständig mein Wissen und Know-how. Im Sommer 1993 begann ich ein 4-jähriges Studium für Maschinenbautechnik in Teilzeitform (Abendschule) und schloss es erfolgreich ab. Mir ging es zu diesem Zeitpunkt schlicht weg gut. Sieben Jahre später nach meiner ersten Lungenembolie, und zwar im Oktober 1999, bekam ich eine erneute lebensbedrohliche Lungenembolie (linksseitig). Als ich drei Tage auf der Intensivstation lag, stellte sich noch eine zweite Lungenembolie (Rezidiv rechtsseitig) ein. Erneut um mein Leben kämpfend hatte ich aber den Vorteil, dass ich bereits in medizinischer Behandlung war. Wieder begannen während des stationären Klinikaufenthaltes und nachfolgend bei den Fachärzten die Untersuchungen, um deren Ursache zu klären. Jedoch auch wieder ohne Erfolg. Die Ursache war nach wie vor unklar, was mich ein wenig verunsicherte. Ich wandte mich an Blutgerinnungsspezialisten, die eine eventuelle Blutgerinnungsstörung untersuchten. Bei einem Spezialisten in Frankfurt/Main wurde während der Untersuchung ein anfänglicher Verdacht eines Antiphospholipid-Syndroms vermutet.

Was ist ein Antiphospholipid-Syndrom?

Das Antiphospholipid-Syndrom, kurz: APS genannt, ist eine der häufigsten Autoimmunerkrankungen. An ihr erkranken zwei bis fünf Prozent der Bevölkerung, vorrangig Frauen (Gynäkotropie). Andere Bezeichnungen für die Erkrankung sind Hughes-Stovin-Syndrom, Cardiolipin-Antikörper-Syndrom, Antiphospholipidantikörper-Syndrom, APA-Syndrom und Lupus Antikoagulanz. Typische klinische Symptome, die auf ein APS hinweisen können, sind Thrombosen, wiederkehrende Fehlgeburten und intrauteriner Fruchttod. Zusätzlich gibt es jedoch viele weitere unspezifische Symptome, die die Diagnose eines APS erschweren können. Laborchemisch lassen sich verschiedene Antiphospholipidantikörper nachweisen, diese sind jedoch nicht spezifisch sondern finden sich auch gehäuft bei anderen rheumatischen Erkrankungen ebenso bei Gesunden.

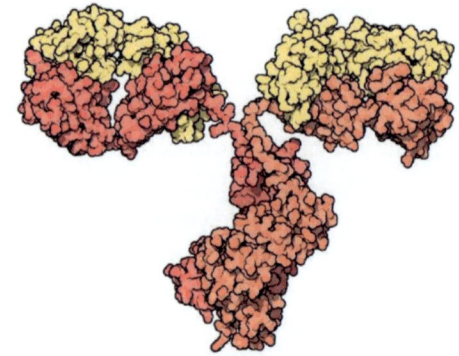

Abb.: Bild eines Antikörpers.

Beim APS (Antiphospholipidkörpersyndrom) finden sich Antikörper gegen Phospholipide [1], einer der Hauptbestandteile von Zellmembranen. Durch diese so genannten Antiphospholipid [2]- Antikörper kommt es zu einer vermehrten Gerinnbarkeit (Hyperkoagulabilität) des Blutes und folglich zu einem vermehrten Vorkommen von Thrombosen.

Abb.: eines Phospholipkörpers

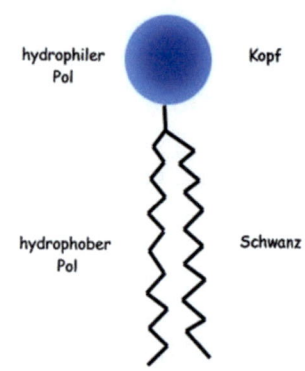

hydrophiler Pol

Kopf

hydrophober Pol

Schwanz

[1] Phospholipide sind phosphorhaltige, amphiphile Lipide. Sie sind im Organismus als Membranlipide am Aufbau der Doppellipidschicht einer Biomembran beteiligt. Sie setzen sich aus einem hydrophilen Kopf und zwei hydrophoben Kohlenwasserstoffschwänzen zusammen. Sie sind somit amphiphil.

[2] Antiphosholipide (Immunglobuline, im internationalen Sprachgebrauch auch Immunoglobulin, veraltet Gammaglobulin) sind Proteine (Eiweiße) aus der Klasse der Globuline, die in Wirbeltieren als Reaktion auf bestimmte Stoffe, so genannte Antigene,

gebildet werden. Antikörper stehen im Dienste des Immunsystems. Antikörper werden von einer Klasse von weißen Blutzellen, den B-Lymphozyten produziert.

Nachdem eine spezielle Blutuntersuchung bei mir angeordnet worden war, um dem Mysterium auf die Spur zu kommen, war das Ergebnis, das ich einige Zeit später bekam, nicht besonders hilfreich. Meine Blutgerinnungswerte waren zum Teil nur grenzwertig gewesen. Nach ausführlicher Diagnose wurde mir durch den Arzt mitgeteilt, dass die Blutwerte nicht ausreichten, um solch eine Blutgerinnungsstörung bei mir zu verursachen. Alle anderen nicht entscheidenden Blutwerte wären auch im grünen Bereich gewesen. Also blieb auch nach der zweiten und dritten Lungenembolie die Ursache unklar. Anfänglich hat sich die Unsicherheit und meine psychische Belastung geringfügig verstärkt, jedoch nahm ich die bisherigen Ereignisse als Schicksalsschläge hin. Mit Depressionen hatte ich zum Glück keine Probleme gehabt, denn ich kam ganz gut mit dieser Situation zurecht und verarbeitete sie fast problemlos, mit einem gewissen Restanteil, der mir doch im Unterbewusstsein zu denken gab. Damit ich wieder physisch auf die Höhe kam, trat ich damals einer Koronar-Herzsportgruppe bei, die dafür sorgen sollte, durch schonende, sportliche Aktivitäten mein Lungenleistungsvermögen zu steigern. Durch mein begrenztes Lungenvolumen war ich hier jedoch sehr stark eingeschränkt. Nach rund einem Jahr ging es mir aber wieder so gut, dass ich annähernd wieder an meine alte Leistungsfähigkeit anknüpfen konnte.

∗∗∗

Wie es geschah

Die Warnsignale meines Körpers nicht wahrgenommen

Es war ein Tag wie jeder anderer im November des Jahres 2006. Ich ging arbeiten, rauchte Zigaretten in den Pausen (damals rund 20 Stück am Tag) jedoch nicht über Lunge und hatte jede Menge Arbeitsstress und Termindruck. Ich war in einem Projekt involviert, das eine tägliche Arbeitszeit zwischen 10 und manchmal 11 Stunden am Tag und ohne Pausen erforderte, um den Termin halten zu können. Auch die Samstage und Sonntage blieben nicht verschont. Um die Termine einhalten zu können, arbeitete ich Zuhause weiter.

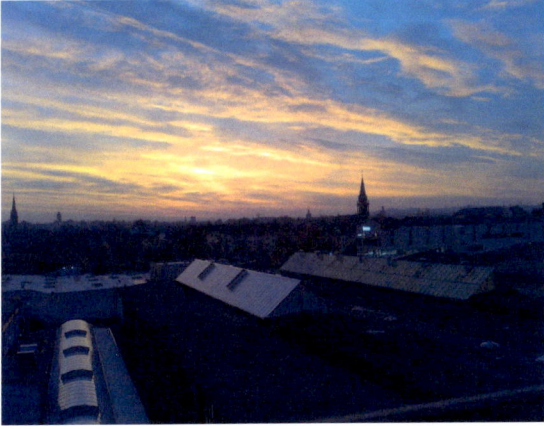

Foto: Blick aus meinem Büro morgens um 7.00Uhr.

Um dieser Belastung Herr zu werden, verlangte ich von meinem Körper immer mehr Leistung bis ich auf einmal merkte, dass er anfing sich zu wehren. Vergleichbar mit einem LKW, der eine Steigung hochfährt und der Fahrer immer mehr auf das Gaspedal drückt, jedoch keine Beschleunigung mehr erfolgt.

„War es ein Burn- Out Syndrom oder waren es schon die ersten Anzeichen eines bevorstehenden Schlaganfalles?" – fragte ich mich. Ich wusste es nicht. Jedenfalls war es unbegreiflich, da ich mir immer sagte:

„So etwas passiert Dir nicht!"
Nun wurde ich eines besseren belehrt und musste es akzeptieren. Bevor es aber so weit kam, ignorierte ich die typischen Zeichen und Warnungen meines Körpers, der mir sagen wollte:
„Jürgen, mach langsamer!"
So weit so gut.

Wie fing es also an?

Es war am Samstag, den 20. Mai 2006 am frühen Morgen. Ich kann mich wieder teilweise daran erinnern, ich war schon aufgestanden um zu frühstücken, als ich ein merkwürdig beklemmendes Gefühl bekam, dem ein ebenfalls merkwürdiger Schwindel folgte. In mir stieg plötzlich ein leichtes Angstgefühl auf.
Ich spürte instinktiv, dass bald etwas passieren würde, nur wusste ich nicht was. Erst hatte ich einen Verdacht, dass ich seit langem wieder einen epileptischen Anfall bekommen würde, jedoch fühlte sich das ungewöhnlich anders an. Ich ging ins Schlafzimmer und setzte mich auf die Bettkante. Das seltsame Gefühl verstärkte sich. Bis heute fehlen mir die Worte, um dieses eigenartige Gefühl beschreiben zu können. Plötzlich, als ich immer noch auf der Bettkante saß, fiel ich noch sitzend nach hinten mit dem Rücken aufs Bett und war bewusstlos. Rund 45 Minuten später - immer noch so auf dem Bett halb liegend - fand mich zum Glück mein Vater, nachdem ich nicht bei meinen Eltern zum Essen erschien. Meinem Vater und auch meiner Muttern kam das seltsam vor, da ich mich nicht bei ihnen meldete. Etwas später kam mein Vater in meine Wohnung um nach mir zu sehen. Mein Vater sah mich noch so auf dem Bett liegend und erschrak. Er schüttelte mich, wollte mich wach machen, aber er schaffte es nicht. Er legte meine Beine aufs Bett und wollte gerade den Notarzt anrufen. Meine Gesichtsfarbe veränderte sich mittlerweile leicht ins blau gehende und mein ganzer Körper war von Schweiß durchnässt, als ich

wieder langsam nach insgesamt einer ganzen Stunde zu mir kam. Bis heute wusste ich nicht, was mich zu diesem Schritt bewog, jedoch bat ich meinen Vater, noch nicht den Notarzt zu rufen, denn mittlerweile war ich wieder bei vollem Bewusstsein.

„Es ist alles wieder in Ordnung!" – sagte ich mit etwas erhobener Stimme zu meinem Vater.

Bist Du Dir da sicher? – antwortete er.

„Ja, das bin ich!

Mein Vater ging daraufhin etwas beunruhigt wieder in die Wohnung zu meiner Mutter zurück. Als ich wieder alleine war – ich lag noch im Bett – spürte ich, dass mein Hals ganz trocken war und griff nach der Wasserflasche, die neben meinem Bett stand, um etwas daraus zu trinken, jedoch konnte ich es nicht. Verwundert stellte ich fest, dass mein linker Mundwinkel etwas herunterhing und ich auf dieser Seite im Mundbereich überhaupt kein Gefühl verspürte. Es war ein beängstigendes Taubheitsgefühl, das ich empfand. Als ich das Wasser trinken wollte, lief es gerade wieder so aus meinem Mund heraus, wie ich es trank.

„Was ist dann jetzt los?" - fragte ich mich.

Daraufhin berührte ich mit meiner rechten Hand meinen Mundwinkel, tastete ihn ab und drückte etwas auf meinen Mund, aber ich spürte immer noch nichts auf der Seite, wo er herunter hing. Alles war taub, und so langsam bekam ich doch ein wenig Angst. Rund drei Stunden später nach diesem Vorfall normalisierte sich jedoch wieder mein Zustand. Mir war zu diesem Zeitpunkt überhaupt nicht bewusst, in welcher Lage ich mich befand. So nahm ich dieses Ereignis nicht für bedenklich, da ich ja wieder „voll funktionsfähig" war. Welch ein Irrtum, wie sich später noch dramatisch herausstellen sollte.

Knapp eine Woche später nach dem Ereignis stellten sich bei mir plötzlich leichte Kopfschmerzen ein. Mal waren sie da, mal waren sie weg. Zunächst machte ich mir auch darüber keine Gedanken.

Dieses wechselseitige Auftreten hielt jedoch bis zum November des Jahres 2006 an...

Verdacht auf eine Stirnhöhlenentzündung?

Es war in der zweiten Novemberwoche, der 15.11.2206, an dem sich abends nach der Arbeit die Kopfschmerzen auf einmal verstärkten. Zunächst nahm ich gegen die Schmerzen Kopfschmerztabletten, die auch anfänglich wirkten, jedoch nur kurzfristig. Schließlich wurden es permanente Kopfschmerzen, die Tag und Nacht anhielten und immer stärker wurden, während ich zur täglichen Arbeit ging. Zwei Wochen lang lebte ich in der Hoffnung, dass die Kopfschmerzen wieder von selbst vergingen, aber weit gefehlt.

„Schließlich rennt man ja nicht gleich wegen Kopfschmerzen zum Arzt!" - dachte ich mir.
So langsam kam es mir dann doch etwas verdächtig vor und ich beschloss, meinen Hausarzt zu kontaktierten. Außer meinen Kopfschmerzen wurde ich plötzlich noch mit starken Schmerzen im unteren Wirbelsäulenbereich meines Rückens konfrontiert, die auch noch ständig anhielten. Das Ergebnis war letztendlich, dass ich nur noch gekrümmt laufen konnte. Wollte ich mich aufrichten um gerade - wie ein normaler Mensch zu laufen - wurden die Schmerzen unerträglich. In meinem Kopf stieg ein ängstlicher Verdacht empor.
„Sollte ich vielleicht wieder eine Thrombose bekommen haben?"
Um der Sache auf den Grund zu gehen, rief ich noch am selben Tag - es war der 04.12.2006 - bei meinem Hausarzt an und wollte mir einen Sprechstundentermin geben lassen. Nach der Schilderung meiner Probleme bekam ich noch am selben Tag einen Termin. Ich zog mich an und fuhr mit der Straßenbahn zur Untersuchung zum Hausarzt, der schon allein wegen meiner Vorge-

schichte Vorsicht walten ließ. Nach Schilderung meiner Symptome verwies mich der Hausarzt sofort an einen Röntgenarzt, der sich mit der Sache näher befassen sollte. Einen Tag später, am 5.12.2006, bekam ich früh morgens einen Röntgentermin. Nach dem Röntgen war auf dem Röntgenbild ein deutlicher Schatten zu erkennen. Etwas überraschend wurde hier ein normales Röntgenbild gemacht, während ich hingegen mit einem CT- oder einer Kernspinuntersuchung gerechnet hätte. In einer anschließenden Besprechung mit dem Röntgenarzt vermittelte er mir daraufhin eine verwunderliche Diagnose:
»Verdacht auf eine Stirnhöhlenentzündung!«
„Ist es möglich, dass man durch eine Stirnhöhlenentzündung solch starke permanente Kopfschmerzen und Kreuzschmerzen bekommen kann?" – fragte ich in der Sprechstunde den Röntgenarzt. Der Arzt konnte jedoch keine Stellungnahme mehr dazu geben, da ein dringendes Telefonat unsere Sprechstunde vorzeitig beendete. Er gab mir noch den Befund für die Hausärztin mit und ich begab mich dann zum Ausgang. So verließ ich also die Röntgenpraxis immer noch mit den starken Schmerzen und machte mir keine weiteren Gedanken darüber.
„Es scheint ja wohl doch nix schlimmes zu sein!?" – dachte ich und stieg mit den Schmerzen in die Straßenbahn ein, um wieder nach Hause zu fahren. Ob das schon der Anfang einer Hirnblutung war?

Der Schicksalhafte Tag begann

Es war der 5. Dezember 2006, 12.30 Uhr mittags, als ich in der Firma anrief um meine Arbeitsunfähigkeit mitzuteilen. Zuvor bekam ich einen eigenartigen Schwindel, der ca. eine Stunde lang anhielt. Nachdem ich in der Firma angerufen hatte, legte ich mich wieder ins Bett. Kurz darauf klingelte es an meiner Haustür. Es war die Briefpost. Ich stand auf, nach wie vor schwindelig und ging in Richtung Haustür. Als ich die Tür öffnete, um an den Briefkasten zu gehen, verabschiedete sich auf dem Rückweg mein Augenlicht. Es war auf einmal alles schwarz, und ich konnte überhaupt nichts mehr sehen, nicht mal schemenhaft. Dabei war ich bei vollem Bewusstsein. Hier konnte ich zum ersten Mal feststellen, wie es ist, nicht mehr sehen zu können, obwohl ich meine Augen offen hatte. Ich spürte auf einmal ein ungewöhnliches aufsteigendes, fast panisches Angstgefühl. Ich machte wieder die Wohnungstür zu, tastete mich durch die Wohnung, den Flur, durch mein Arbeitszimmer, bis ins Schlafzimmer. Als ich erleichtert die Konturen des Bettes abtasten konnte, legte ich mich wieder hinein und deckte mich zu. Fast zur gleichen Zeit fing sich auf einmal alles an zu drehen, und ich bekam das Gefühl, als hätte ich einen epileptischen Anfall bekommen. Nur war es etwas anders als ein Anfall. In meinem Kopf drehte und verkrampfte sich zugleich alles und ich konnte nach wie vor nichts sehen. Immer noch war ich bei vollem Bewusstsein. Dieser Zustand hielt etwa 5 Minuten an. Plötzlich ging es ganz schnell. Das war alles, an was ich mich noch erinnern konnte, bevor ich ins Koma fiel. Wie ich im Nachhinein aus Erzählungen erfuhr, fand mich eine halbe Stunde später mein Vater, so noch im Bett liegend, als er mir das Postpaket bringen wollte, was versehentlich zu meinen Eltern geliefert wurde.

„Welch ein Glück!" – sage ich heute mit Abstand.

Als ich die Tür nicht öffnete, schaute er instinktiv nach, da er wusste, dass ich mich krank meldete und mir es nicht so gut ging. Zumal auch der Vorfall vom Mai noch meinen Eltern arg in Erinnerung war und sie daher besondere Vorsicht walten ließen. Meinem Vater verdanke ich also mein Leben. Erschrocken aber dennoch beherzt lief mein Vater sofort in seine Wohnung zurück, die sich im selbigen Haus, nur einen Stock höher befindet. Dort erzählte er meiner Mutter was geschehen war. Dabei griff er nach dem Telefon und rief dann sofort unter der Nummer „112" den

Notarzt an und alarmierte ihn, der dann auch zum Glück sehr schnell da war. Es vergingen nicht einmal 10 Minuten, als das Notarztteam kam. Es waren 2 Sanitäter und ein Notarzt. Sofort kamen sie zu mir ins Schlafzimmer und leisteten die Ersthilfe. Sie gaben mir sofort Infusionen, schlossen mich am EKG und Sauerstoffgerät an und machten noch weitere Untersuchungen. Dieses erfuhr ich im nach hinein von meinen Eltern, da ich ja selbst nicht in der Lage war, dies zu vernehmen. Das Notarztteam hatte es nicht gerade einfach mich auf die Trage zu hieven und mich abzutransportieren. Schließlich hatte ich zu diesem Zeitpunkt stolze 118 kg auf die Waage gebracht. Nun begann mein ungewisser Genesungsprozess…

***

Die neurologische Klinik

Die Einlieferung in die neurologische Intensivstation

Durch den beherzten Eingriff meiner Eltern und das schnelle Handeln des Notarztes blieben mir im Nachhinein größere Schäden erspart. Am 5. Dezember 2006 wurde ich innerhalb von zwei Stunden nach dem Schlaganfall in die neurologische Intensivstation in Darmstadt eingeliefert. Es begann nun die Intensivbehandlung im Kampf um mein Überleben...

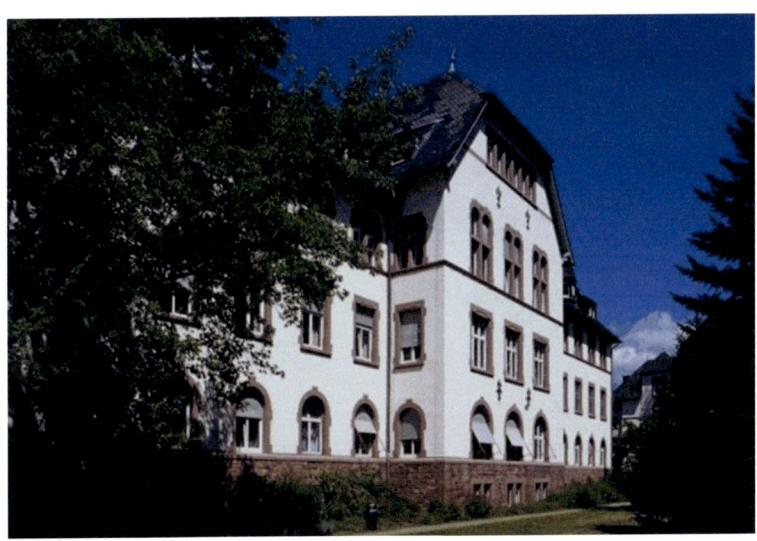

Foto: Stroke-Unit in der Neurologischen Klinik Darmstadt-Eberstadt

Während ich im Koma lag, gaben mir die Ärzte sehr wenig Hoffnung auf Genesung, wie ich hinterher von meinen Angehörigen erfuhr. Letztendlich war es die Lyse-Therapie, die bei mir schnellst möglichst angewendet wurde und mir so das Leben rettete und mir weitere schwere Schäden ersparte. Während ich noch im Koma lag, machte sich meine Familie arge Sorgen meine Zukunft betreffend. Sie fragten sich, von welchen häufigen Störungsbildern eines Schlaganfalles ich wohl betroffen gewesen wäre und welchen rehabilitative Ansatz es für mich gäbe. Was würde ich wohl als Folge des Schlaganfalles für Einschränkungen zurückbehalten?

- Veränderungen meines psychischen Zustandes?
- Lähmungen/Spastik?
- Gesichtsfeldausfälle?
- Aufmerksamkeitsstörungen?
- Sprachstörungen?
- Sprechstörungen?
- Orientierungsstörungen?
- Lern- und Gedächtnisstörungen?
- Störungen der Bewegungs- und Handlungsabfolgen?
- Halbseitige Vernachlässigungsphänomene?
- Schluckstörungen?
- Apallisches Syndrom?
- Epilepsie?

Die Ungewissheit wurde allmählich für meine Lebensgefährtin, ihre Tochter und meine Angehörigen unerträglich. Rund drei Tage später nach dem Vorfall wachte ich aus dem Koma auf und lag in einem fremden Bett auf der Stroke-Unit (Station 33) in den Städtischen Kliniken Darmstadt-Eberstadt, angeschlossen an Beatmungsgeräte, Schläuche, EKG und Infusionen. Ungläubig schaute ich mich in dem Zimmer um und wunderte mich, warum alles weiß angestrichen war. Ich wusste in diesem Moment überhaupt nicht wo ich war und warum ich hier in diesem Bett lag mit all den Schläuchen an mir. Krampfhaft zerbrach ich mir den Kopf, um die näheren Hintergründe zu erfahren, aber es ging nicht. Mein Kopf war leer, so furchtbar leer. Als ich dann im Laufe des Nachmittags einigermaßen wieder bei Bewusstsein war, kamen kurz darauf die Ärzte zu mir ans Bett und stellten mir während der Arztvisite die üblichen „Standardfragen" nach einem Schlaganfall, um meinen Zustand zu testen:

- Wissen Sie wo sie sind?
- Wie heißen Sie?
- Wie ist ihr Name?
- Wo wohnen Sie?
- Was sind Sie von Beruf?
- Wie heißt Ihr Arbeitgeber?
- Kennen Sie diese Personen?

„Eigentlich sind das doch ganz einfache Fragen!" - dachte ich.
„Die kannst du doch locker beantworten!" – war ich mir sicher.
Als ich antworten wollte, fiel mir aber nichts ein. So sehr ich mich anstrengte und grübelte, konnte ich diese einfachen Fragen nicht beantworten. In meinem Kopf war ein riesiges schwarzes Loch, völlige Leere ohne Wissen. Vergleichbar mit einem PC, bei dem die Festplatte formatiert wurde. Die Ärzte schauten mich fragend an und wiederholten die zuvor gestellten Fragen. Aber auch beim zweiten Versuch konnte ich diese nicht beantworten. Nach weiteren eingehenden Fragen und Tests stand dann die ernüchternde Diagnose fest:

„Sensorische Aphasie!"

„Was ist eine sensorische Aphasie?" - fragte ich mich und nahm mir vor, nicht nur einen Neurologen in der Klinik zu fragen, sondern auch damals gleich nach meiner Entlassung aus der Klinik im Internet und in Fachliteratur zu recherchieren. Hierbei kam ich auf sehr interessante Erkenntnisse:

Eine Aphasie betrifft alle sprachlichen Modalitäten, d.h. Verstehen, Sprechen, Lesen und Schreiben. Wörtlich bedeutet Aphasie „Sprachverlust", jedoch geht die Sprache eigentlich nie ganz verloren. Aphasien zeigen vielmehr eine Vielfalt an Störungsformen und Schweregraden – keine Aphasie ist wie die andere. Dennoch gibt es Versuche, die Aphasien entsprechend dem Schädigungsort und den Störungsschwerpunkten einzuteilen. Eine häufig angewendete Einteilung unterscheidet neben einigen Sonderformen vier Hauptformen. Sie heißen:

- Globale Aphasie
- Broca Aphasie
- Wernicke Aphasie und
- Amnestische Aphasie

Aphasie und eine Hirnschädigung, die zu einer Aphasie führt, hat in der Regel noch weitere Folgen. Dazu können folgende Symptome gehören:

- Lähmung einer Körperhälfte,
- Lähmung einer Gesichtshälfte,
- Vernachlässigung einer Körper- und Gesichtshälfte,
- Störung der Bewegungsplanung,

- Sehstörungen,
- Antrieb-, Gedächtnis- und Konzentrationsstörungen,
- Schluckstörungen sowie
- Störungen der Planung und/ oder Ausführung von Sprechbewegungen.

Neben diesen vier sogenannten Standardsyndromen gibt es noch einige seltenere Sonderformen und auch Mischformen, die man nicht ganz genau zuordnen kann; z. B. wenn sich im Verlauf der Rehabilitation ein Störungsbild verändert. Auch innerhalb der vier beschriebenen Formen gibt es ein breites Spektrum an aphasischen Bildern. Die *Wernicke-Aphasie*, die mir in der Stoke-unit diagnostiziert und früher auch *sensorische Aphasie* genannt wurde, hat die Eigenschaft, dass der Betroffene flüssig spricht, aber mit sehr vielen semantischen Paraphasien (Wortverwechslungsstörung) und phonematischen Paraphasien (Lautverdrehungen) bzw. Neologismen (Wortneuschöpfungen) konfrontiert wird. Meist werden die Fehler von den Betroffenen nicht wahrgenommen. Zum Teil ist auch überschießender Sprachfluss (der Logorrhoe) und stark eingeschränktes Sprachverständnis vorhanden.

„War es wirklich so um mich bestellt?" - fragte ich mich und konnte es kaum glauben.
„Was ist aber mit meinen anderen Störungen, z. B. meiner Konzentration und meinem verheerenden Gedächtnisverlust?"
So nach und nach kam ich darauf, dass es sich bei mir um eine Mischaphasie handeln musste. So las ich in medizinischer Fachliteratur und kam auf die amnestische Aphasie. Bei dieser Art von Aphasie kommen die Betroffenen ins Stocken, wenn die Wörter fehlen (Wortfindungsstörungen) oder Wörter verwendet werden, die annähernd den gesuchten Begriff treffen, wie es auch bei mir war. Bei der Suche entwickelte ich verschiedene Strategien, um

den Zugriff zu erleichtern und dem Gesprächspartner den Inhalt zu vermitteln. Bei mir waren Pausen und ein angestrengtes Nachdenken erforderlich, bevor mir ggf. ein entsprechender Begriff einfiel. Manchmal benutzte ich auch sogenannte Floskeln, wie zum Beispiel:

„Wie heißt das nochmal?"

„Sie wissen doch schon, was ich meine!"

Hauptsächlich versuchte ich es aber mit Ersatzwörtern, Umschreibungen, Gestiken oder Mimik, meine Absicht dem Gegenüber mitzuteilen. Das Sprachverständnis bei mir war währenddessen nur leicht gestört. In einer Unterhaltung merkte man davon meist nichts. Ein normales Gespräch gelang mir meist recht gut, da ich mit den Umschreibungen oder inhaltlichen Annäherungen Hinweise darauf geben konnte, was ich eigentlich sagen wollte. Das Schreiben und Lesen war bei mir auch recht gut möglich. Während ich also meinen Zustand analysierte und mir langsam klar wurde, in welcher Situation ich mich befand, wurde ich völlig fassungslos und meine Verzweiflung wuchs ins Unermessliche. Entsetzt musste ich feststellen, dass mein ganzes bisheriges Leben, mein Wissen, meine Sprache – alles, was man vorher als selbstverständlich angesehen hatte - plötzlich nicht mehr vorhanden war. Als ich mich etwas mit der Situation abgefunden hatte, teilten mir die Ärzte während des Besuchs auf der Intensivstation mit, dass ich einen Schlaganfall gehabt und ich dabei sehr viel Glück hatte. Für mich war es in diesem Moment eine schreckliche Erfahrung, festzustellen, dass alle Erinnerungen gelöscht waren. Keine Kindheits-, keine Jugenderlebnisse, keine Erinnerungen mehr an mein früheres und heutiges Leben waren vorhanden. Die schönen Dinge und die negativen Dinge, die mein Leben bestimmten und prägten und zu dem machten was ich heute bin, einfach weg. Als wäre der Tag „Null" gekommen, eine Neugeburt, die es erforderte, alles wieder neu zu erlernen. Eine unsichere und ungewisse Zukunft kam auf mich zu, dessen ich

mir aber überhaupt noch nicht bewusst war. In diesem Moment sah ich meinen Zustand nicht gerade als glückreich an, sondern eher als erschütternd. Schnell erholte ich mich auf der Stroke-Unit, sodass ich schon bald verlegt werden konnte. Kurze Zeit später, es war der 10.12.2006, konnte ich endlich nach der Akutversorgung auf der Stroke-Unit diese verlassen. Die Verlegung auf die medizinische Station 32 in der Neurologischen Klinik stand unmittelbar bevor zur weiteren Behandlung. Dort konnte ich bereits das Bett verlassen und mich frei bewegen, jedoch war ich noch an einem tragbaren Infusionsgerät angeschlossen, um zum Beispiel auf die Toilette gehen zu können. Zur großen Verwunderung des dort ansässigen Ärzteteams war ich relativ schnell wieder auf den Beinen ohne irgendwelche motorischen Einschränkungen. Als ich am ersten Tag auf der neuen Station meinen ersten Toilettengang absolvieren wollte, stellte ich dabei verheerende Orientierungs- und Gedächtnisstörungen fest. Ich war nicht in der Lage, alleine zur Toilette zu gehen und musste mir hierzu von einer Krankenschwester zeigen lassen, wo sich die Toiletten befanden. Als ich mir den Weg dorthin visuell vorstellen wollte, wurde es mir erst bewusst, dass ich richtig hilflos war, denn ich konnte es nicht. Nicht in der Lage, die gesprochenen Worte mir zu merken, zog ich dennoch los in Richtung der Toiletten. Nach wenigen Metern musste ich schon eine mir entgegen kommende Krankenschwester nach dem Weg fragen:
„Entschuldigung, können Sie mir zeigen, wo die Toiletten sind?"
Die Krankenschwester antwortete:
»Gehen Sie den nächsten Gang gleich links, den nächsten dann rechts und die vierte Tür auf der linken Seite, dort sind die Toiletten«
„Dankeschön" – antwortete ich und lief langsam los. Als ich an der ersten Abzweigung ankam, wusste ich den Weg schon nicht mehr. Einen Moment überlegte ich und ging links herum. Nach einer kurzen Wegstrecke kam ich an die Außenwand des Gebäu-

des, indem sich ein Fenster befand. Dort angekommen schaute ich hinaus und konnte die Grünanlagen des Klinikums sehen.

„Hm, zur Toilette geht es aber da nicht!" – wunderte ich mich und kehrte um. Am ersten Abzweig wieder angekommen, wusste ich nicht, woher ich gekommen war.

„Kam ich jetzt von rechts oder von links?" – fragte ich mich, während ich immer hilfloser in den Fluren umherirrte. Letztendlich entschied ich mich, links abzubiegen, was natürlich auch wieder verkehrt war. Auch hier war am Ende des Flures ein Fenster in der Wand, durch das man auf ein Nachbargebäude schauen konnte.

„Verflucht, wo sind denn die Toiletten?" – schrie ich verzweifelt vor mir her und ging denselben Weg zurück. Wieder am Abzweig angekommen, sah ich eine Krankenschwester auf mich zukommen.

„Entschuldigung, können Sie mir sagen, wo sich die Toiletten befinden, ich finde sie nicht?"

»Aber ja doch, kommen Sie mit mir, ich zeige sie ihnen«

Die Krankenschwester führte mich direkt zur Toilette, die sich etwas von meinem Zimmer weg, in einem anderen Flur befand. Dort ließ sie mich dann alleine, und ich ging in die Toilette hinein. Die ganze Zeit versuchte ich, den kurzen Weg, den wir zusammen gegangen waren, im Gedanken nachzugehen, aber ich konnte es nicht. Als ich in mein Zimmer wieder zurück wollte, wusste ich nicht mehr, wo es war. Ich vergaß einfach den Weg. Ich fühlte mich so hilflos. Dem Zustand trotzend und nicht wahrhabend irrte ich orientierungslos auf dem Flur umher. Zum ersten Mal in meinem Leben konnte ich mich in eine ähnliche Situation von Menschen versetzen, die an Demenz oder Alzheimer leiden. Ein schrecklicher Gedanke, wenn es bei mir so bleiben würde. Schließlich kam ich an einem Schwesternstützpunkt vorbei. Dort blieb ich stehen und fragte eine Schwester nach meinem Zimmer. Sie fragte mich daraufhin:

»Wie heißen Sie denn?
»Wissen Sie ihre Station oder ihre Zimmernummer? «
„Ja, ich heiße … , äh?"
„Meine Zimmernummer lautet … , äh em?!" antwortete ich etwas verwirrt. Ich konnte diese Fragen einfach nicht beantworten, so sehr ich es wollte und mich anstrengte. Zum Glück kam gerade eine Schwester vorbei, die mich auf meiner Station betreute. Sie führte mich dann sicher in mein Zimmer zurück. Während ich heute so zurückblicke, was meine bisherigen Krankheitsverläufe betraf, musste ich erschreckend dabei feststellen, dass zwischen allen größeren Vorfällen in meinem bisherigen Leben, fast auf den Tag genau, sieben Jahre Abstand lagen.

- Meine erste Lungenembolie   18.12.1992
- Meine zweite und dritte LE   31 10.1999 – 03.11.1999
- Und mein Schlaganfall   05.12.2006

Stellt sich nun hier die Frage, was mich wohl im Jahre 2013 erwartet? Wie dem auch sei, auf jeden Fall kam der Tag der Entlassung aus dem Krankenhaus immer näher. Am 13.12.2006 war es nun endlich so weit. Am frühen Morgen wurde ich aus der Klinik entlassen und direkt zur Anschlussheilbehandlung (AHB) in die Mediclin-Rehaklinik nach Bad Orb gefahren. Dort sollte nun der Kampf meines Lebens entbrennen, wieder so zu werden, wie ich vorher war. Mein Krieg im Kopf begann. Es sollte ein Krieg werden, der sehr lange anhalten sollte. Alles begann damit, dass ich am Anfang der REHA eine „Armee des Willens" gründete. Die Soldaten dieser Armee sollten in meinem Kopf wieder für Ordnung sorgen...

**

Die Anschlussheilbehandlung

Es kam der Tag der Anreise zur Anschlussheilbehandlung in Bad Orb. Am 13.12.2006 wurde ich direkt von einem Krankentransport des ASB von der Neurologischen Klinik in Darmstadt zur REHA-Klinik nach Bad Orb gefahren. Auf der Fahrt dorthin kreisten viele Gedanken, Hoffnungen und Erwartungen in meinem Kopf. Vor allen Dingen wollte ich wissen, ob sich durch die REHA das große Vakuum in meinem Kopf reduzieren würde. Schließlich sollte ich laut Entlassungsbericht vom Klinikum erst einmal bis zum 10.01.2007 in neurologischer Behandlung in der REHA- Klinik bleiben.

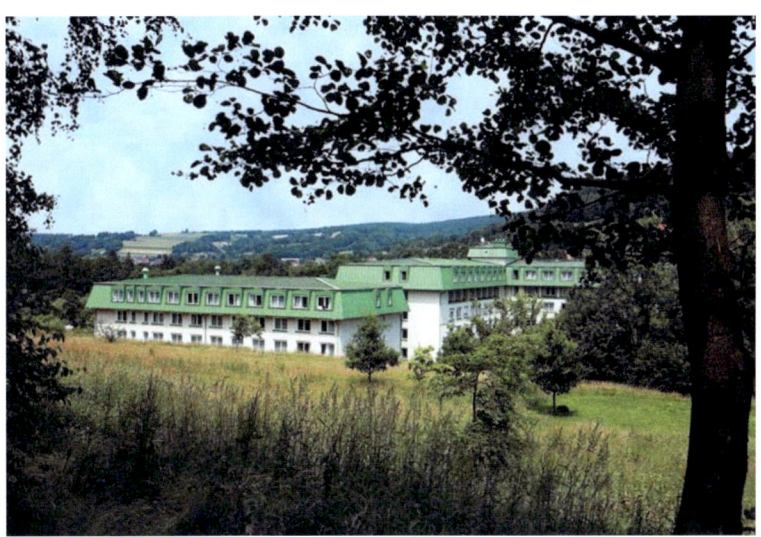

Foto: Die Reha-Klinik Mediclin in Bad Orb

„Nur drei Wochen sollte ich hier bleiben?" – wunderte ich mich doch sehr. Anfänglich lies ich mich jedoch überraschen. Umso mehr war ich gespannt, was in den Anwendungsplänen für Therapien enthalten waren, die für mich zur Anwendung kommen sollten...

Die Begrüßung in der Klinik

Nachdem ich sicher vom ASB zur Klinik gefahren worden war, begleitete mich der Sanitäter noch bis zum Empfang, der dort meine Unterlagen abgab. Mein erster Eindruck von den Patienten, die sich hier aufhielten, war eher ernüchternd. Schnell stellte sich die Frage:
„Wie soll ich hier nur die Zeit herumbringen?"
Schließlich war ich mit 44 Jahren der jüngste Patient in der gesamten Klinik! Schnell wurde ich aus meinem Gedanken gerissen, indem mir ein wenig später dann auch schon der Zimmerschlüssel überreicht wurde. Gleich im Anschluss wurde ich persönlich von der Klinikleitung begrüßt, was mich doch etwas beindruckte. Während des Gespräches wurde auch die Hausordnung bekannt gegeben. Zu meiner Enttäuschung wusste ich nicht mehr die Zei-

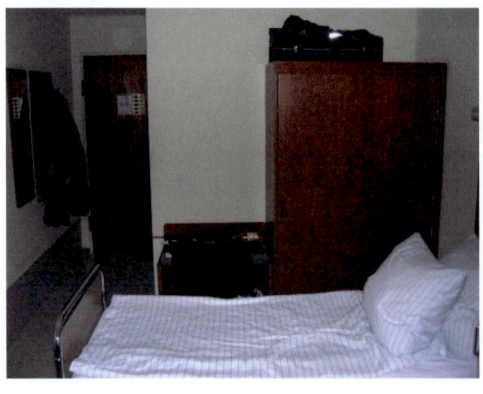

ten, wann man das Klinikgelände verlassen konnte. Nicht nur das, alles was bei der Begrüßung mitgeteilt wurde, konnte ich mir einfach nicht merken. Es war so, als würde man überhaupt nichts wahrnehmen können. Danach wurde ich zuerst dem

Zimmer 309, am nächsten Tag dann dem Zimmer 623 mit Begleitung zugewiesen. Durch meine immer noch immensen Probleme mit der Orientierung wurde ich anfänglich immer in Begleitung einer Schwester zu meinem Zimmer geführt. In der Regel waren es sehr freundliche und hübsche Krankenschwestern, die sich meiner annahmen. Nachdem ich zum ersten mal in meinem Zimmer war, stellte ich sofort mein Gepäck dort am Boden ab. Rund zehn Minuten verweilte ich im Zimmer und schaute mir alles genau an, bevor ich mich kurzer Hand entschloss, mich erst einmal mit der Klinik vertraut zu machen. Neben meinen großen Orientierungsproblemen hatte ich noch Sprachstörungen und sehr starke Einschränkungen meines Gedächtnisses. Somit war es gar nicht so einfach, mich in den Gebäuden zurechtzufinden. Es sollte bis zum Ende der Reha dauern, bis ich mich – zumindest auf meinem Flur und im Erdgeschoss - entsprechend zurechtfand. Es war für mich ein äußerst unbefriedigender Zustand. Erschwerend kamen hier noch die beiden Faktoren Angst und Unsicherheit hinzu. Aus diesem Grund dauerte es auch sehr lange, bis ich mich später einmal alleine aus der REHA- Klinik wagen konnte. Schließlich fasste ich meinen ganzen Mut, bewaffnete mich mit einem Stadtplan und verließ vier Tage vor der Entlassung zum ersten mal das Klinikgelände.

Der Therapieplan in der REHA

Zuvor jedoch war der erste Gesprächstermin mit der Stationsärztin bezüglich des Therapieplans. Bei dem ausführlichen Gespräch wurde geklärt, welche Therapien ich nun bekommen sollte. Hierbei betonte ich dringlichst meine kognitiven Leistungsschwächen, die ich hatte und die mir schwer zu schaffen machten. Nachdem das Gespräch beendet war, erhielt ich von der Ärztin meinen Therapieplan für die erste Woche. Er enthielt jedoch keine kognitiven Therapien. So sah auch der Therapieplan für die zweite und dritte Woche aus. Ich sollte in den 3 Behandlungswochen in der REHA- Klinik nur physiotherapeutische Anwendungen bekommen wie zum Beispiel:

- Tischtennis spielen
- Ergometer Training
- Gleichgewichtsschule
- Außentraining (5 km Laufen)
- Hallenhockey
- u. a.

Das Problem mit meiner Hilflosigkeit

Als ich das erste Mal in den Speisesaal wollte, fand ich ihn nur anhand eines Lageplans, den ich anfänglich überhaupt nicht benutzen konnte, da mir jegliche Orientierung und Zuordnung fehlte. Auch mit den Therapieräumen hatte ich am Anfang starke Probleme gehabt, diese zu finden. In der ersten Woche war das nur möglich durch das Fragen des dort ansässigen Personals oder der anderen Patienten. Es war mir schlichtweg nicht möglich, mir die einfachsten Dinge zu merken. Als ich nach einer Woche feststellte, dass für meine eigentlichen kognitiven Leistungsschwächen bzw. Gedächtnis- und Konzentrationsprobleme bislang noch keine Anwendungen vorgesehen waren und ich diese auch nicht bekam, beschloss ich, mich dies bezüglich selbst zu therapieren. Von meinen Eltern, Freunden, Lebensgefährtin, meiner Schwester, Arbeitskollegen und anderen Besuchern ließ ich mir Rätselhefte als „Zeitvertreib und Selbsttherapie" mitbringen. Teilweise kaufte ich mir noch welche am Klinikkiosk dazu. Plötzlich hatte ich einen ganzen Berg voller Hefte, die nur darauf zu warten schienen, von mir ausgefüllt zu werden. Als ich die ganzen

Rätselhefte vor mir sah, entschloss ich mich kurzer Hand, nach dem obersten zu greifen. Neugierig öffnete ich es und schaute mir das erste Kreuzworträtsel an. Flüchtig schaute ich über die Kästchen mit den Fragen. Schlagartig bekam ich furchtbare Panik und erschrak heftigst. Kein einziger Begriff, kein Name, einfach nichts fiel mir hierzu ein. Ich klappte das Heft wieder zu und warf es zornig in die Ecke. Fassungslos über das riesige Vakuum, welches in meinem Kopf herrschte, legte ich mich auf das Bett und schaltete frustriert den Fernseher an. Im Fernseher schaute ich mir eine interessante Reportage an, und ich versuchte, dem Moderator sprachlich zu folgen. Jedoch war ich nicht in der Lage dazu, es zu tun. Was er während der Sendung sprach, blieb einfach nicht in meinem Gedächtnis hängen. Plötzlich wurde mir das ganze Ausmaß meines Zustandes bewusst. In meinem Kopf herrschte ein wahnsinnig großes Vakuum. Eine finstere, unendliche Leere war durch den Schlaganfall in meinem Kopf ausgelöst worden. Vergleichbar, wenn man nachts im Freien auf der Erde steht und nach oben in den Himmel schaut. Wenn alles schwarz ist und kein einziger Stern oder der Mond am Himmel zu sehen ist. So war es in meinem Kopf. Traurig, fast resignierend und der Verzweiflung nahe machte ich den Fernseher aus, legte mich aufs Bett und machte mir Gedanken über dieses Problem...

Gedächtnistraining in Eigeninitiative?

Es brach der zweite Tag in der Rehaklinik an. Nach dem Frühstück trat ich meine Anwendungen an. Nach der Mittagspause griff ich erneut nach dem ersten Kreuzworträtselheft von gestern, nahm es wieder in die Hand und öffnete es. Wiederum schaute ich mir das erste Kreuzworträtsel an, um vielleicht ein Wort zu finden, welches zu den Fragen passte, aber weit gefehlt. Nichts, aber auch gar nichts war meinem Gehirn an Wissen zu entlocken. Frustriert und enttäuscht warf ich das Heft in die Ecke. Dann

kam ich auf die Idee, mir einfach mal ein anderes Kreuzworträtselheft zu nehmen. Erwartungsvoll öffnete ich es und blätterte es
durch bis ich an ein Rätsel kam. Darin las ich mir alle Fragen des
Rätsels durch und überlegte. Ich suchte krampfhaft, überlegte,
dachte nach, aber mir fiel einfach nichts ein. Kein einziger Begriff
des Rätsels. Immer noch war da ein immens großes schwarzes
Loch in meinem Kopf.
„Das gibt es doch nicht, ist denn wirklich alles gelöscht?" –
brummelte ich vor mir her.
Erneute Traurigkeit und Verzweiflung stieg in mir auf. Wiederum
den Tränen nahe über das „Nichtfunktionieren" meines Gedächtnisses zog ich mich zurück. Ich wollte mit niemanden etwas
zu tun haben. Ich zog mich nach den Anwendungen sofort in
mein Zimmer zurück und vermied jegliche Kontakte zu anderen
Patienten. Trotz alledem ließ ich mich nicht unterkriegen und
blieb hartnäckig. Am nächsten Tag griff ich wiederum nach meinen erfolgten Anwendungen im Zimmer nach einem anderen
Rätselheft, öffnete es und blätterte es langsam und ängstlich
durch. Hierbei gingen mir die schrecklichen Gedanken der beiden
vorhergehenden Tage durch den Kopf. Ängstlich, wieder nichts
zu wissen, sprach ich zu mir:
„Das muss doch zu schaffen sein, wenigstens ein einziger Begriff
einer Frage musst du doch zuordnen können?!"
Aber nichts geschah. Kein einziges Wort fiel mir ein. Frustriert
und völlig enttäuscht warf ich den Kugelschreiber in die eine
Ecke des Zimmers und das Rätselheft in die andere Ecke. Nachdem das nichts brachte, sprach ich die Stationsärztin an und bat
um einen Termin, um mir ihr diese Problematik zu erörtern. Als
es soweit war, konnte sie mir nur mit einem Ratschlag helfen:
»Üben Sie sich in Geduld!
Ihr Gehirn hat eine schwere Attacke zu verarbeiten. Dazu
braucht es Zeit!«

Im Prinzip hatte die Ärztin Recht, aber für mich war es äußerst unbefriedigend, mit diesem *Krieg im Kopf* leben zu müssen. Ich ging wieder zurück in mein Zimmer und suchte mir aus der Vielzahl von Rätselheften erneut ein anderes heraus. Ich schlug es auf und suchte mir ein beliebiges Kreuzworträtsel aus dem Heft heraus. Gespannt und hoffnungsvoll schaute ich mir die Fragen in den kleinen Kästchen an. Als ich plötzlich in der Mitte des Rätsels ankam und mir eine Frage anschaute, fiel mir plötzlich die entsprechende Antwort dazu ein, die ich dann auch sofort in das Kästchen eintrug, jedoch war es auch das schon für den ganzen Tag. Auch wenn es nur ein einziger Begriff war, freute ich mich ungemein, als ich feststellte, dass doch noch nach so langer Zeit etwas Wissen in meinem Gedächtnis existierte. Es ist für einen normalen Menschen kaum nachvollziehbar, wie es ist, wenn man plötzlich nichts mehr weiß. Das alles bisher im Leben gelernte war auf einmal verschwunden. An diesem Tag bekam ich durch diesen einen einzigen Begriff so ein Glücksgefühl, dass ich endlich etwas wusste, welches kaum vorstellbar war. Das Gefühl festzustellen, dass das Gedächtnis doch noch nicht vollkommen gelöscht war, weckte nun meinen unerbittlichen Ehrgeiz und meine Motivation, mehr hierfür zu tun. Ich war fest entschlossen, einen Krieg zu beginnen gegen das Vakuum, gegen die unendlich scheinende Leere in meinem Kopf. Meine Waffen waren der Ehrgeiz, mein Wille und die Hoffnung. Drei starke Waffengattungen, mit denen fast alles möglich war. Als erstes erstellte ich einen Schlachtplan, der wie folgt aussehen sollte:

1. Reaktivierung meines Gedächtnisses
2. Herstellung einer Verbindung zum Langzeitgedächtnis, um auf mein bisheriges Wissen zurückzugreifen
3. Wiederherstellung meiner Orientierung
4. Verbesserung meiner Wortfindungsstörungen
5. Verbesserung meiner geteilten Aufmerksamkeit

6. Wiederherstellung meiner Konzentrationsfähigkeit
7. Deutliche Verbesserung meiner Merkfähigkeit

Es war für mich ein riesiges Unterfangen dies in die Tat umzusetzen. Daher begann ich zuerst in jeder freien Stunde damit, während des Reha-Aufenthaltes in Rätselheften zu rätseln, was das Zeug hielt. Hatte ich ein Heft durch, begann ich wieder von vorne. Das tat ich so lange, bis mir immer mehr Begriffe einfielen. Am fünften Tag intensiver Beschäftigung waren es schon vier Begriffe, die mir wieder einfielen und ich mir wieder merken konnte. Ein stetiger Erfolg war mein Ziel. Bezüglich der Fortschritte der Merkfähigkeit meines Gedächtnisses stellte sich solch eine Freude bei mir ein, so dass ich fast nur noch lächelnd durch die Klinik lief. Mein Selbstwertgefühl und mein Selbstbewusstsein hatten sich zwischenzeitlich enorm gesteigert. Umso schlimmer fand ich es, dass von der Reha-Klinik hierfür keine Therapien vorgesehen waren. Nichtsdestotrotz waren es zwar nur vier Begriffe, die ich mir bis jetzt wieder erarbeiten konnte, jedoch war ich auf dem richtigen Weg, mein erstes Ziel zu erreichen, mein Gedächtnis wieder so zu reaktivieren, wie es vorher war. Sicherlich war es ein hochgestecktes Ziel, welches die Frage enthielt, ob ich jemals wieder so sein werde, wie ich vor dem Schlaganfall war. Als nächstes begann ich damit, erst einmal nur Zeitschriften zu lesen, um all die Informationen wie ein Staubsauger aufzusaugen. Dazu halfen mir zur visuellen Vorstellung die entsprechenden Fotos und Abbildungen, die bei dem entsprechenden Artikel dabei waren. Als ich selbigen Versuch mit einem Buch startete, stellte ich ernüchtert fest, dass es mir nicht möglich war, das geschriebene Wort in meinen Gedanken umzusetzen oder zu merken. Denn immer noch war ich nicht in der Lage, mir Worte oder Sätze zu merken. Also vermied ich anfänglich das Lesen von Büchern. Da ich feststellte, dass meine visuelle Aufnahmefähigkeit viel besser war als meine verbale, reagierte ich entsprechend mit meinem Vorgehen. Ich schaute mir im Fernsehen verstärkt jegliche Reportagen, Wissenschaftssendungen, Nachrichten, Dokumentationen und Filme an. Immer wieder versuchte ich dadurch Verbindungen zu meinem früheren Leben herzustellen, was aber noch immer nicht ging. Mein Vorgehen scheiterte kläglich. Oder war ich einfach nur zu ungeduldig?

Wiederum stellte sich bei mir eine von Traurigkeit umgebene Resignation und Verzweiflung ein.

- Verlangte ich vielleicht doch zu viel von meinem Gehirn?
- War ich doch zu ehrgeizig?
- Hätte ich es langsamer angehen sollen?

Diese Fragen quälten mich und verunsicherten mich zugleich sehr, da ich plötzlich nach anfänglichen Erfolgserlebnissen auf einmal nicht mehr weiter kam.

„Wie soll ich jetzt weiter vorgehen?" – fragte ich mich.

Ich wusste nicht weiter, denn da war immer noch irgendwo eine oder mehrere Leitungen unterbrochen, die zu meinem „Hauptspeicher" führten, um die Daten abrufen zu können.

„Wie war das noch mal mit dem PC?"

„Festplatte neu formatiert?"

Genauso fühlte ich mich. Mein Langzeitgedächtnis - vergleichbar mit der Festplatte eines PCs auf dem sich das Betriebssystem und die Software befanden, war weg, einfach gelöscht. Während man beim PC mit einem Datenträger (CD-ROM, DVD) das entsprechende Betriebssystem und die Anwendungssoftware über ein DVD-Laufwerk neu installieren kann, ist es bei einem menschlichen Gehirn nicht so einfach.

- Beim PC wird zuerst das Betriebssystem installiert und danach die Anwendungsprogramme. Erst wenn das Betriebssystem stabil läuft, funktionieren auch die Anwendungsprogramme.

„Wie aber funktioniert das mit meinem Gedächtnis?
Gibt es da auch für Menschen einen Datenträger, um das Gedächtnis wieder herzustellen?" – fragte ich mich.
Leider kam ich zu der Erkenntnis, dass es so etwas noch nicht gibt. Das wäre zu schön und zu einfach. Mir blieb also nichts anderes übrig, in meinem Fall noch einiges mit dem „Betriebssystem" und der Anwendungssoftware zu tun. Das hieß für mich konkret, ich musste mein Gedächtnis wieder so trainieren, durch Ergotherapie und Eigeninitiative, dass ich mir wieder Worte, Sätze und Satzfolgen merken (speichern) konnte. Natürlich hing meine Merkfähigkeit auch mit meinen Orientierungsproblemen zusammen, indem ich mir keinen Straßennamen oder Städtenamen merken konnte. Ich musste mich also schnellst möglichst in den Griff bekommen, damit ich mich wieder in fremden Gefilden zurechtfinden konnte. Ich kämpfte also um jedes Wort, um jeden Begriff und um jede Erinnerung. Da ich aber doch schnell an meine eigenen Grenzen kam und mir das alles alleine sehr schwer fiel, entschloss ich mich, hier auf professionelle Hilfe zuzugehen. Schnell stellte ich fest, dass ich auf diese Hilfe angewiesen war. Ich beschloss daher, nach der REHA- Klinik eine ambulante Ergotherapie anzutreten.

Probleme mit meiner Orientierung

Meine Orientierungsprobleme waren immer noch unverändert katastrophal. Nirgends konnte ich ohne einen Lageplan hingehen. Immer noch hatte ich arge Probleme, mich auf dem Klinikgelände zu orientieren, was mich sehr verunsicherte. Durch diesen schlimmen Zustand kam ich mir sehr verloren und hilflos vor. Also plante ich, am Ende der zweiten Woche meinen ganzen Mut zusammenzunehmen, um einmal die Klinik für einen Außenspaziergang, den ich ganz alleine machen wollte, zu verlassen. Natürlich informierte ich mich erst nach Rücksprache und mit Erlaubnis der Station. Zur Sicherheit wollte ich mir die Telefonnummer meiner Station aufschreiben und einen Stadtplan von Bad Orb mitnehmen...

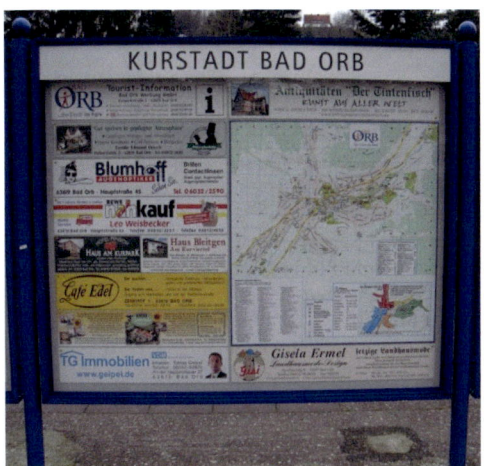

Falls ich mich doch nicht zurechtfinden sollte, konnte ich wenigstens so anrufen und um Hilfe bitten. Zusätzlich hatte ich mein Handy dabei und einen Klinikflyer, auf dem die Adresse der Klinik stand. In meinem Mobilfunktelefon, das ich mir kurz vor meinem Schlaganfall neu gekauft hatte, war bereits ein integriertes Navigationssystem enthalten, das mir zusätzlich – nicht nur in Bad Orb, sondern auch in anderen Ortschaften, besonders mit den Straßennamen - sehr viel Sicherheit gab und mich unterstützte.

Weiteres Training in Eigeninitiative

Was meine Orientierungsfähigkeit vor meinem Schlaganfall betraf, war diese hervorragend. In der Umgebung meines Wohnortes kannte ich alle Straßennamen, Gebäude und alle anderen nennenswerte Orientierungspunkte und wo sie sich befanden. Seit 42 Jahre wohnte ich bereits in diesem schönen Stadtteil, was mir ermöglichte, die Umgebung blind zu beschreiben. Außerdem war ich in der Lage, mir irgendeinen Stadtplan nur kurz anzuschauen und sofort sah ich ihn vor mir. Mein fotografisches Gedächtnis war hervorragend. Somit konnte ich mich auch außerhalb Darmstadts sehr gut orientieren. Dies alles aber war plötzlich nicht mehr möglich. Erschreckend musste ich eines Tages feststellen, dass man doch sehr hilflos umherirrte, wenn man keinen Stadtplan oder andere Hilfsmittel zur Hand hatte, geschweige denn interpretieren konnte. Es war für mich eine furchtbare Erfahrung, die mich ab sofort in meinem zukünftigen Leben stets begleiten sollte.

Aber kommen wir wieder zum Reha-Aufenthalt zurück. Im weiteren Verlauf meines Merkfähigkeitstrainings stellten sich immer mehr, wenngleich kleine Fortschritte, ein, während dagegen meine Orientierungsfähigkeit immer noch stark gestört war. Ich war ohne das Hilfsmittel Stadtplan oder Navigationssystem nicht in der Lage, mich alleine in fremden Gefilden sicher zu bewegen. Nur mit Hilfe des Navigationssystems kann ich mir heute einen bestimmten Weg oder einen Straßennamen zeigen lassen, um zu einem bestimmten Standort zu kommen. Erschwerend ist für mich noch der Zustand, dass ich mir den Standort - wenn ich dort vor Ort war - nicht mehr ein zweites mal finden konnte bedingt durch meine Merkfähigkeitsstörungen, was eine erneute Suche über das Navigationssystem oder das Fragen von Passanten auf der Straße erforderlich machte. Obwohl ich also noch deutliche Schwierigkeiten mit der Orientierung hatte, begann ich nun, mich zusätzlich mit meinen Wortfindungsproblemen zu beschäftigen. Auch diese Störung wurde während des Reha-Aufenthaltes bei mir nicht therapiert. Nachdem die zweite Woche vorübergegangen war, sprach ich etwas enttäuscht die Stationsärztin an, ob nicht doch in der nächsten Woche kognitive Therapien im Plan berücksichtigt werden könnten. Die Ärztin verneinte meine Frage mit der Begründung, dass die Therapiepläne schon festgelegt wären und man da nichts mehr machen könnte.

Widerspruchslos nahm ich es hin und kehrte frustriert in mein Zimmer zurück. Am Donnerstag - in der zweiten Woche – startete ich erneut einen Versuch bei der Stationsärztin mit der Frage auf kognitive Therapien in der dritten Woche. Aber auch dieses mal hatte ich kein Glück und mein Wunsch wurde nicht berücksichtigt.

Der erste alleinige externe Ausflug

Es war Anfang der dritten Woche in der REHA- Klinik. Mittlerweile konnte ich in einem Kreuzworträtselheft 6 Begriffe in einem Rätsel füllen, was mich erneut freute zu sehen, dass sich meine Fortschritte, wenngleich sie auch klein waren, aber stetig besser wurden. In der Mitte der dritten Woche wagte ich nachmittags - an einem therapiearmen Mittwoch - den Schritt, vor dem ich mich die ganze Zeit so sehr fürchtete. Ich verließ zum ersten mal alleine die Klinik. Nachdem ich mir von der Stationsärztin eine Erlaubnis erteilen ließ und mir von der Rezeption einen Stadtplan mit allen Straßennamen beschaffte, bewaffnete ich mich mit meinem Mobilfunktelefon und der Telefonnummer der REHA- Klinik, damit ich bei einem Irrlauf Hilfe ordern konnte. Gut gerüstet machte ich mich nun voller Selbstvertrauen auf den Weg ins ungewisse...

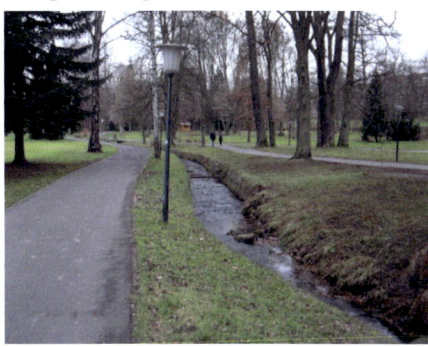

Als erstes nahm ich mir vor, durch den Kurpark ins Zentrum zu laufen. Eine einfach zu laufende, gerade verlaufende Strecke von ca. 2,0 km sollte mein erster Versuch sein. Etwas unruhig verließ ich mein Zimmer, das sich im dritten Stock der REHA- Klinik befand, fuhr mit dem Fahrstuhl ins Erdgeschoß, lief an der Rezeption vorbei zum Ausgang der Klinik. Nun stand ich am Eingang der Klinik, schaute mich ängstlich und unsicher, aber voller Zuversicht um und ging langsam los. Mein Weg verlief über kleine, schöne und verkehrsberuhigte Straßen. Etwas später lief ich über eine kleine Brücke, unter der ein kleines Flüsschen verlief, und blieb stehen. Es war schon ein seltsames Gefühl für mich, mit einem „leeren" Kopf zum ersten mal wieder in der freien Natur zu sein. Einen kleinen Moment später ging ich bei sonnigem Wetter weiter, als ich dann den Eingang des Kurparks erreichte. Nach ungefähr 500 Metern sah ich eine freie Parkbank, lief zu ihr hin und setzte mich darauf. Während ich mich so umschaute, mir die Wege und die Bäume betrachtete und die Menschen beobachtete, die an mir vorbei liefen, stieg in mir ein Gefühl auf, welches unbeschreiblich schön war. Wie soll man ein Gefühl beschreiben, bei dem einem die Worte fehlen. Also versuche ich es mal so gut wie möglich zu beschreiben. Meine Empfindung war eine Art „höheres Glücksgefühl". Wenn man plötzlich feststellt, dass es da noch etwas anderes gibt, etwas nach dem Tode…

Hier wurde mir eigentlich erst bewusst, wie schön das Leben sein konnte und wie schön unser Planet ist. Wie leichtsinnig man doch mit den Ressourcen umgeht. Nicht nur mit den eigenen Leistungsressourcen des Körpers. Fernab von dem täglichen Arbeitsstress, den täglichen Sorgen die einem manchmal das Leben erschweren genoss ich den Ausblick, denn ich habe zum vierten Mal eine „andere" Welt genießen können. Leider wird man all zu oft in die alltägliche Realität zurück geholt und man vergisst das „Schöne im Leben".

Nach einiger Zeit stand ich wieder auf, blieb einen Moment lang so stehen, blickte mich erneut um und saugte die Atmosphäre wie ein Schwamm auf. Danach ging ich weiter, an den Salinen vorbei, an denen ich manchmal pausierte und die salzige Luft genussvoll einatmete, blieb an manchen Tafeln und Hinweisschildern stehen, um die Informationen zu lesen, die darauf standen. Zum Glück war dieser Bereich von meinem Schlaganfall nicht betroffen und ich konnte alles verstehen, also ging ich weiter durch den Kurpark…

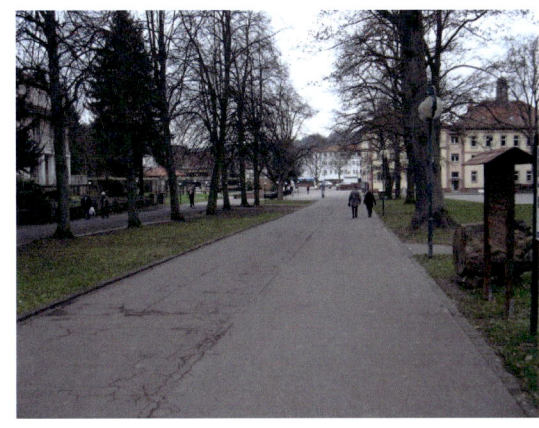

…als ich von weiter Ferne das Ende des Kurparks sah und die ersten Häuserumrisse des vor mir liegenden Zentrums, stieg in mir ein beruhigendes Gefühl auf, doch auf dem richtigen Weg gewesen zu sein. Im romantischen Zentrum angekommen genoss ich den Ausblick auf die Geschäfte und Cafés und die Menschen, die an mir vorbei gingen. Schließlich war ich gut 3 Wochen in medizinischer Intensivbehandlung und habe nur die weißen Räume der Kliniken gesehen

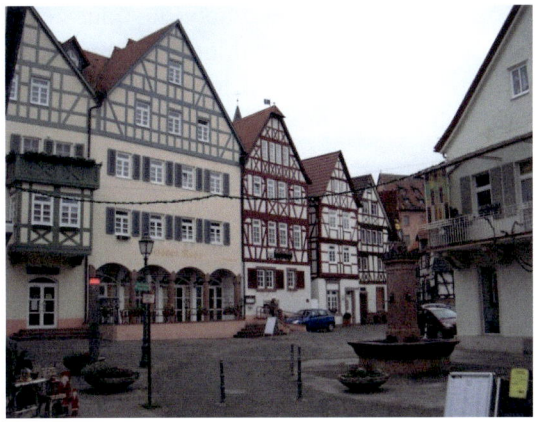

mit einem großen schwarzen Loch in meinem Gedächtnis. Drei Wochen sind zwar keine lange Zeit im Vergleich zu anderen Betroffenen, die es da wesentlich härter traf, jedoch stand ich wieder am Anfang und musste alles wieder neu erlernen. Es war ein Gefühl, als wäre ich neu geboren worden, begleitet von einem Hin und Her in meiner Gedankenwelt. Teils fröhlich und munter, teils traurig und sentimental schritt ich durch den Kurpark in Richtung des Zentrums. Immer wieder schaute ich auf meinen kleinen Stadtplan, suchte die Straßennamen, versuchte mir auffällige Dinge – Gegenstände oder Gebäude einzuprägen, damit ich nach Anhaltspunkten suchen konnte. Schnell fand ich einen Anhaltspunkt, der für mich sehr wichtig war...

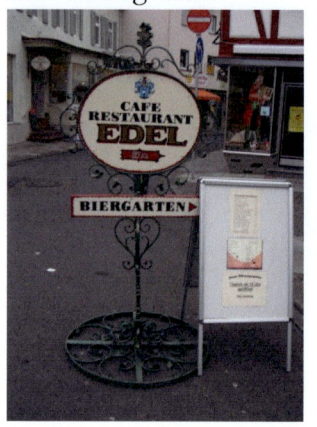

Das Schild vom Café Edel, das ich natürlich auch besuchte, um mal einen guten Kaffee zu trinken und einen noch besseren Kuchen zu essen. Als ich einmal an einem Nachmittag im Café saß bei einem Stück Käsekuchen, ließ ich die vergangenen Tage und Monate Revue passieren. Die Feststellung, dass ich mir die einfachsten Dinge nicht mehr merken konnte, geschweige denn irgendwelche mathematischen Aufgaben rechnen konnte, machte mich fast wahnsinnig. Einfachste Additionen oder Subtraktionen waren für mich ein unmögliches Unterfangen. Zum Glück aber gab es Taschenrechner, die für mich in dieser Situation sehr hilfreich waren. Schließlich kam ich zu der Erkenntnis, dass mein derzeitiger Wissensstand mit dem eines einjährigen Kindes gleichzusetzen war. Noch knappe 20 Minuten blieb ich im Café sitzen und betrachtete mir die Umgebung durch die großen Fenster. Ich rief die Bedienung zu mir an den Tisch und bezahlte meine Rechnung. Kurz danach verließ ich das Café. Am Ausgang stehend wusste ich plötzlich nicht mehr von welcher Richtung ich kam und bekam etwas Panik, den Rückweg nicht mehr zu finden. Auch durch den Stadtplan oder durch das markante Schild des Cafés konnte ich keinen Fixpunkt für meine

Orientierung festlegen, bzw. in welche Richtung ich laufen musste. Es war sehr schlimm für mich festzustellen, dass man so hilflos und auf andere Menschen plötzlich angewiesen war. Also fragte ich eine vorbeigehende Passantin, wo es zur Rehaklinik ging. Zum Glück war es eine Ortsansässige, die mir in kurzen Sätzen die Richtung und den Weg vorgab. Unsicher und wagemutig machte ich mich auf den Rückweg zur Klinik. Nachdem ich vom ersten Ausflug selbstständig und vor allen Dingen erleichtert eine dreiviertel Stunde später wieder zurückfand, ließ ich den Tag gemütlich ausklingen. Am nächsten Tag wiederholte ich vollen Mutes und Zuversicht erneut meinen Ausflug ins Zentrum. Wieder nahm ich den kleinen Stadtplan mit, um diesmal nur im Notfall darauf zu schauen. Mein Weg war der gleiche wie am Vortag. Im Zentrum angekommen half mir das Schild des Cafés Edel bei meiner Orientierung, da ich dort immer bei einem Ausflug pausierte. Während des Gehens dorthin zwang ich mich, die prägnanten Orte vom ersten Ausflug aus meinem Gedächtnis aufzurufen, und ich suchte nach den entsprechenden Anhaltspunkten, wie z.B. die Salinen, die Stadtmauer, die St. Martins Kirche, die Erlebnisbrauerei oder ähnlichem. Es fiel mir anfänglich sehr, sehr schwer, aber beim zweiten Ausflug musste ich dafür nur dreimal auf den kleinen Stadtplan schauen, um den gleichen Weg wie beim ersten Ausflug zu finden. Das machte mich sehr stolz. Das Erfolgserlebnis, das ich dabei verspürte, gab mir immer mehr Selbstvertrauen und Mut. Vor allen Dingen aber gewann ich unglaublich viel Hoffnung auf Besserung, da ich feststellte, dass es mit meinem Gedächtnis immer besser wurde. Wenn es auch immer nur ganz kleine Schritte waren, die es mir ermöglichten, meinem Ziel näher zu kommen. Aber gerade durch die kleinen Schritte wusste ich, dass es da ein Licht am Ende des Tunnels gibt, das Du erreichen kannst. Das motivierte mich, dieses jeden Tag zu wiederholen mit einer kleinen ständigen Erweiterung. Jedesmal, wenn ich an den noch verbleibenden Therapietagen wenige Anwendungen hatte, nahm ich mir vor, einen Ausflug zu machen. Dabei schaute ich auf meinen Stadtplan und steckte mir neue Routen ab, die ich dann ablief. Mit der Zeit machten sich deutliche Fortschritte in Bezug auf meine Orientierung bemerkbar, die mich für weitere Taten sehr beflügelten. So besserte sich zwar immer weiter mein Zustand bezüglich meiner Orientierungsstörungen, jedoch waren immer noch große Einschränkungen vorhanden, die mich immer wieder auf den Boden der Tatsachen holten. An einem besonderen Tag des Jahres, nämlich an Neujahr im Jahre 2007, nahm ich mir eine besondere Route vor. Meine erste Nachtroute sollte es werden. Nachdem es in der Klinik ein wunderbares und hervorragend schmeckendes Neujahrsmenü gab, krönte ich zur späten Stunde, so um 21.00 Uhr den Abend mit meinem ersten, seit langem vermissten, guten und frisch gezapftem Bier aus einer dort ansässigen Hausbrauerei. An diesem Tag hatten wir bis 24.00 Uhr Ausgang bekommen, was ich natürlich sofort ausnutzte. Meine Freude darauf war immens, da ich seit dem 5. Dezember kein frisches Bier mehr getrunken hatte. Also machte ich mich gleich nach dem Essen auf den Weg.

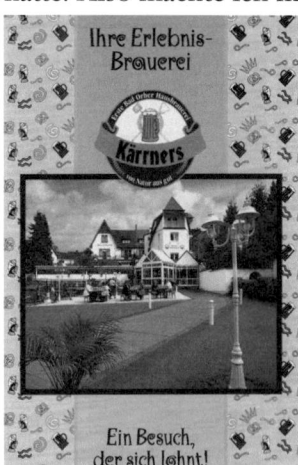

Da ich bei meinen vorhergehenden Ausflügen tagsüber dort bereits mehrmals vorbei lief, war mir die Richtung bereits bekannt. Jedoch war diesmal alles dunkel und nur schwach beleuchtet, vor allen Dingen im Kurpark, was meine Unsicherheit sehr förderte. Dennoch ließ ich mich nicht verunsichern und ging stur den Weg entlang. Letztendlich wurde ich belohnt, als sich die Brauerei in mein Blickfeld schlich. Vor allen Dingen die Kupferkessel der *Kärrners Erlebnisbrauerei* gefielen mir sehr gut. Dort angekommen, ging ich hinein und setzte mich an den Tresen. Kurze Zeit später bestellte ich mir ein *Kärrners Spezialbier*. Als es endlich vor mir stand, schaute ich es erwartungsvoll an, griff nach dem Glas und trank meinen ersten Schluck. Das war für mich ein unbeschreiblicher Genuss. So, als hätte ich zum ersten mal in meinem Leben ein Glas Bier getrunken. Zu einmalig im Geschmack war das erste Glas in meinem neuen Leben. Nachdem ich auf den Geschmack gekommen war, folgten innerhalb von zwei Stunden noch zwei Gläschen Bier und ein Spezi. Mittlerweile war es schon 23.00 Uhr geworden und ich musste mich so langsam wieder auf den Rückweg zur Klinik machen. Also bezahlte ich kurz darauf und verließ die Brauerei. Als ich draußen vor dem Eingang stand, war es wieder da. Die Unsicherheit, das fehlende Wissen und die mangelnde Orientierungsfähigkeit, in welche Richtung ich nun gehen musste, um zur Klinik zu kommen. Letztendlich nahm ich wieder den Stadtplan zur Hand und drehte ihn so lange, bis die Umgebung mit dem Stadtplan passte. So lief ich dann los und kam um 23.55 Uhr in der Klinik an. Wenn auch mein Aufenthalt in Bad Orb mit einem schmerzhaften Ereignis verbunden war, habe ich die Erlebnisbrauerei bis zum heutigen Tag nicht vergessen.

Das Abschlussgespräch

Schließlich kam ich zu einer Entscheidung, die ich bis heute nicht bereue. Da ich keinerlei physische Einschränkungen hatte und ich bis dahin nur auf solche therapiert worden war, empfand ich nach 3 Wochen REHA- Klinik-Aufenthalt das Ziel der Rehabilitierung bei mir als verfehlt an und brach sie ab. Bevor ich das aber tat, erkundigte ich mich zuvor in Eigeninitiative nach ambulanten Behandlungsmöglichkeiten bezüglich meiner kognitiven Störungen in meinem Wohnort. Es dauerte nicht lange und ich fand über das Telefonbuch eine entsprechende Ergotherapie-Praxis in Darmstadt, die gar nicht so weit von meiner Wohnung weg war.

Dort rief ich an und erkundigte mich über eine Therapiemöglichkeit. Nach einem längeren Gespräch wurde mir die Vorgehensweise und ein Vorstellungstermin mitgeteilt. Mein Ziel zur Weiterbehandlung war erreicht. Das ursprüngliche Ziel, meine primären Störungen, die im Wesentlichen das Gedächtnis, die Wortfindung, die Orientierung, die Konzentration und die geteilte Aufmerksamkeit betrafen, wurden von der REHA- Klinik nicht behandelt und auch nicht behoben. Der REHA- Klinik Aufenthalt ging nun langsam zu Ende. Nachdem der Vortag der Entlassung erreicht war, freute ich mich sehr, endlich wieder nach Hause zu kommen. Nur, wo war mein Zuhause? Da war ein gewisses Gefühl der Unsicherheit, Angst und Ungewissheit, das in mir plötzlich aufstieg. Viele Fragen gingen mir durch den Kopf:

- Was wird mich wohl jetzt erwarten?
- Wo wohne ich überhaupt?
- Wie sieht meine Wohnung aus?

Schließlich konnte ich mich nicht mehr an meine Wohnung und deren Inhalt, geschweige denn an das Haus erinnern, in dem meine Wohnung war. Eine ungewisse Zeit kam auf mich zu...

Die Entlassung aus der REHA-Klinik

Es kam der 3. Januar 2007. Der lang ersehnte Tag, an dem das Abschlussgespräch stattfand, war gekommen. Das hieß für mich, dass ich es bald geschafft hatte, denn sofort danach durfte und konnte ich die Klinik verlassen. Voller Ungeduld wartete ich nun auf den letzten Gesprächstermin, der um 10.00 Uhr morgens stattfinden sollte. An diesem Tag stand ich schon um 06.30 Uhr auf. Ungeduldig machte ich mich im Bad fertig und zog mich an. Danach ging ich ein letztes mal in den Speisesaal hinunter, um zu frühstücken. Im Speisesaal stellte ich mein letztes Frühstück am Buffet zusammen und lief zu einem freien Tisch hinüber. Dabei strömten mir wohlige Gedanken durch den Kopf.

„Endlich hast Du es geschafft."

„Du hast die Reha hinter Dich gebracht."

„Hurra" – schrie ich innerlich und war sehr zufrieden und glücklich.

An einem freien Zweiertisch im Frühstücksraum angekommen, stellte ich mein Tablett ab und setzte mich hin. Ich trank genüsslich meine erste Tasse Kaffee, aß hintereinander meine drei belegte Brötchen und schaute mir die ganzen laufenden Bademäntel an, die wie aufgescheuchte Hühner umherliefen. Plötzlich musste ich grinsen. Mir fiel auf, dass ich der Einzige im Speisesaal war, der mit Straßenkleidern da saß.

„Wow!" - sagte ich leise vor mir her und lächelte.

„Wie sie alle rennen, um zu ihren Anwendungen zu kommen!"

„Welch ein Genuss, das zu sehen!" – dachte ich, als mein Blick dabei zur Decke des Speisesaales wanderte. Zugleich bedeckte meine rechte Hand meinen Mund.

„Vor gar nicht allzu langer Zeit warst Du auch so angezogen!" – schoss es mir durch den Kopf, und ich lächelte dabei noch mehr. Mein Blick wanderte zum Kaffeeautomaten hinüber, von dem ich mich irgendwie angezogen fühlte. Mein Verlangen nach weiteren Tassen wuchs plötzlich enorm. Also stand ich auf und holte mir nacheinander noch vier Tassen Kaffee. Irgendwie schmeckte er mir an diesem Tag besonders gut.

Nach einer guten dreiviertel Stunde hatte ich das Frühstück hinter mich gebracht. Gut gesättigt machte ich mich dann wieder auf den Weg zu meinem Zimmer. Oben angekommen öffnete ich die Zimmertür. Als ich die Tür halb geöffnet hatte, bemerkte ich, dass am Boden ein Briefumschlag lag, auf dem mein Name stand.

„Was das wohl sein wird?" – fragte ich mich.

Etwas verwundert hob ich den Umschlag vom Boden auf, öffnete ihn und schaute sofort hinein.

„Ups, meine Telefonrechnung!" – murmelte ich vor mir her.

„Stimmt ja, die muss ich noch begleichen!"

„Boah, so viel?"

Ich staunte nicht schlecht über diesen Betrag. Etwas geschockt ging ich ins Zimmer hinein und schloss hinter mir die Tür. Ständig schaute ich auf meine Armbanduhr und zählte die Stunden, dann die Minuten, bis es endlich soweit kommen sollte. Im Zimmer begab ich mich sofort zum Schrank und hob ungetrübt und voller Freude meinen leeren Koffer vom Schrank herunter, um endlich zu packen. Schwungvoll legte ich den Koffer aufs Bett, das noch immer so war, wie ich es verlassen hatte. Allmählich begann sich nun mein Koffer mit meinen Sachen und Klamotten zu füllen, als es plötzlich an meiner Zimmertür klopfte. Es war eine Schwester, die mich zum Abschlussgespräch mit der Klinikleitung abholte. Ich ließ meinen Koffer ruhen und folgte ihr zur Klinikleitung. Die Tür des Chefarztzimmers öffnete sich und ich trat ein. Anwesend waren meine Stationsärztin, der Chefarzt selbst und ich. Hier wurde noch mal zusammenfassend über die 3 Wochen meines Aufenthalts mit meinen Anwendungen gesprochen. Während des Gespräches bemängelte ich nochmals die fehlenden Anwendungen, die ich dringendst bezüglich meiner kognitiven Probleme benötigt hätte. Bei dem Gespräch wurde mir mitgeteilt, dass diese Therapien in der vierten Woche hätten stattfinden sollen, was ich jedoch deutlich bezweifelte, zumal eine Woche nicht ausgereicht hätte, um meine Defizite wirkungsvoll zu behandeln. Dieser Aussage widersprach ich deutlich. Normalerweise hätte schon in der ersten Woche mit den entsprechenden Therapien begonnen werden müssen, was aber nicht geschah. So wurden mir dann die Entlassungsdokumente überreicht, und ich wurde mit den besten Genesungswünschen aus der Klinik entlassen. Letztendlich war der Besuch in der Rehabilitationsklinik für mich nicht umsonst, da die physischen Therapien schließlich meinem Allgemeinwohl sehr gut taten. Nach einer guten dreiviertel Stunde war das Gespräch beendet. Als ich auf meine Armbanduhr schaute, zeigte diese bereits 10.45 Uhr an.

„Ui, jetzt musst Du Dich aber beeilen!" - dachte ich mir und hastete in mein Zimmer zurück. Im Zimmer angekommen, wanderte ich zielstrebig zum Koffer und packte die paar Kleinigkeiten hinein, die noch fehlten. Dann überprüfte ich noch hastig die Schränke und Schubladen, ob alle Fächer leer waren. Ich machte den Koffer zu, als sich schon wieder mein Magen mit einem furchtbar knurrenden Geräusch meldete. Zum letzten mal ging ich also von meinem Zimmer im dritten Stock – ich hatte bereits meinen gepackten Koffer in der rechten Hand - zielstrebig in den Speisesaal, der sich im Erdgeschoss befand. Freudig drückte ich auf den Fahrstuhlknopf, stieg ein und fuhr hinunter. Im Erdgeschoss angekommen, stieg ich dann aus und lief durch den Speisesaal hindurch ins Foyer und visierte dort einen leeren Vierertisch in der Nähe des Eingangs an. Dort stellte ich meinen Koffer direkt neben den Nachbarstuhl und hängte meine Jacke darüber. Währenddessen zog ich den anderen Stuhl etwas hervor, sodass ich mich darauf setzen konnte. Erleichtert schaute ich mir den Koffer an, der förmlich darauf wartete, endlich in den Tiefen des Kofferraums eines Autos verschwinden zu können.

„Musst noch etwas warten!" – murmelte ich in die Richtung des Koffers.

Ich stützte mich ein wenig mit meinen Ellenbogen auf den Tisch und starrte in den sich langsam füllenden Speisesaal hinein. Meine Augen erfassten die Tafeln hinter der Theke, auf denen die einzelnen Menüs standen.

„Was soll ich heute zum Abschied noch Gutes essen?" - dachte ich und überlegte kurz. Dann stand ich auf und lief zielstrebig zur Essensausgabe hinüber.

Genüsslich stellte ich mein Essen auf das Tablett – ein gutes Wiener Schnitzel-, das ich von der freundlichen Köchin bekam, die mich anlächelte und mir einen guten Appetit wünschte. Ich ging ein Stück weiter zum Getränkeautomaten und füllte mir ein letztes großes Glas mit Cola Light. Nachdem ich das Glas auf das Tablett gestellt und mir noch ein Besteck und eine Serviette genommen hatte, lief ich langsam zu meinem Tisch zurück. Ich nahm das Glas Cola und trank einen kräftigen Schluck davon, bevor ich mich hungrig an das Menü wagte. Mein Blick wanderte auf meine Armbanduhr, während ich das Stück Fleisch klein schnitt und aß. Es war mittlerweile 12.30 Uhr geworden. Ich schaute ungeduldig auf meine Uhr, dann wandte sich mein Blick wieder zur Eingangstür des Speisesaals. Mein Vater wollte mich mit seinem Auto am frühen Nachmittag von der Reha-Klinik abholen, hatte aber keine genaue Uhrzeit genannt.

Ich konzentrierte mich wieder auf mein Essen, welches einen wunderbaren Geschmack und ich doch etwas großen Hunger hatte. Ständig wanderte mein Blick ungeduldig zur Tür und auf meine Armbanduhr.

„Wann ist es endlich soweit?"

„Wann kommt er endlich?"

Die Uhr zeigte inzwischen gähnend langsam auf 13.15 Uhr. Ich war mit dem Essen fertig, das Glas Cola war auch leer, als ich aufstand, um das Tablett zur Ausgabe zurückzubringen. Wieder schaute ich beim Zurückgehen zu meinem Tisch in die Richtung der breiten Eingangstür, aber mein Vater war immer noch nicht da. Wieder am Tisch angekommen, nahm ich meine Jacke und meinen Koffer und verließ den Speisesaal in Richtung Foyer. Am Ausgang blieb ich einen Moment stehen, drehte mich noch mal um und schaute mir den Speisesaal ein letztes mal an, bevor ich weiter ging. Ich kam an der Rezeption vorbei, schaute noch mal etwas nachdenklich zu den Empfangsdamen, grüßte freundlich beim Vorbeigehen und ging weiter zu einer Sitzpolstergruppe, um auf meinen Vater zu warten. Dort angekommen setzte ich mich so hin, dass ich den Haupteingang der Klinik gut im Auge hatte. Ich lehnte mich entspannt und ungeduldig zurück und betrachtete genüsslich den Publikumsverkehr, der teilweise hektisch an mir vorbei lief. In gewisser Weise stiegen in mir freudige Gedanken auf, die mir das Gefühl gaben, erleichtert zu sein, dieses Kapitel, den Reha-Klinik-Aufenthalt, gut überstanden zu haben. Meine Gesichtszüge wandelten sich schon fast mitleidig, als ich die anderen Patienten sah, wie sie zu Ihren Anwendungen gingen.

„Wie lange die wohl hier noch ausharren müssen?" - fragte ich mich schon fast hämisch lächelnd. Überheblich blickte ich wieder zum Haupteingang und an die Rezeption.

Ja, ich war doch sehr froh darüber, dass die Zeit der Anschlussheilbehandlung endlich vorüber war. Denn therapiemäßig brachte mir der Aufenthalt dort in Bezug auf meine kognitiven Leistungsstörungen überhaupt nichts, da keinerlei Therapien für mich und meine kognitiven Störungen angewandt wurden. Meine Hoffnung währenddessen stieg immer mehr, dass meine kognitiven Probleme endlich in einer ambulanten Ergotherapie behandelt werden können.

„Bald bin ich ja Zuhause" - murmelte ich leise vor mir her. Wieder lehnte ich mich zurück und schmiegte mich in das gemütliche Sitzelement ein, als mein Gesicht jeden freundlichen Gesichtszug verlor. Ein beängstigter Gedanke schoss mir wie ein Blitz durch den Kopf.

„Mein Zuhause?"

„Wo ist das?"

Ich machte meine Augen zu und versuchte mir krampfhaft irgendein Gebäude vorzustellen, das mich an mein Zuhause erinnerte, aber ich konnte es nicht. Alles war schwarz im Gedanken, wie die große und unendliche Weite des Weltalls. Ich wurde traurig und ertappte mich dabei, wie mir ein paar Tränen über meine Wangen liefen.

„Wie soll das nur weiter gehen?"

Ich öffnete wieder meine Augen und wischte die Tränen mit einem Tempotaschentuch weg. Wieder schaute ich auf die Uhr, die mittlerweile 14.30 Uhr anzeigte. Erneut schaute ich in die Richtung des Haupteingangs, als ich plötzlich meinen Vater sah, wie er suchend ins Foyer hineinkam und zielstrebig zur Rezeption lief.

Eine Fahrt ins Ungewisse kam auf mich zu

Ich rief ihm recht laut zu und winkte zugleich mit meiner rechten Hand, sodass ich alle Blicke vorbei gehender Patienten und Ärzte auf mich zog. Ich lächelte, stand hastig auf, nahm meine Jacke und meinen Koffer in die Hand und ging ihm entgegen.

Wir begrüßten uns herzlich und heftig, um danach ohne zu zögern zum Auto zu gehen. Ich wollte nur schnell weg von hier. Als ich im Auto auf dem Beifahrersitz saß, genoss ich das Gefühl der Freiheit, das mich wie eine riesige Wolke umgab. Mein Vater startete den Motor und fuhr langsam los. Ich drehte meinen Kopf nach hinten, blickte schweigend durch die Heckscheibe des Autos und schaute mir die Reha-Klinik ein letztes Mal von außen an, bis sie aus meinem Blickfeld verschwand. Wir entfernten uns immer mehr vom Ort der Reha-Klinik.

Als wir schon eine Zeit lang mit dem Auto fuhren, fragte ich meinen Vater, wohin wir eigentlich fahren.

»Nach Hause, das weißt Du doch!« - antwortete er darauf.

„Wo ist das?" – fragte ich meinen Vater neugierig.

Er schaute mich etwas verwirrt an.

»Wie? Das weißt Du nicht? Na in Darmstadt!« - antwortete er mit etwas erhobener und fast erschreckender Stimme.

Frustriert und wortlos drehte ich meinen Kopf wieder nach vorn und blickte durch die Windschutzscheibe. Einige Zeit später schwenkte ich meinen Kopf schweigend zur Fensterscheibe an der Beifahrertür und betrachtete mit leerem und starrem Blick die

Fahrzeuge, die wir überholten. Dann wanderte mein Blick zur der uns umgebenden Landschaft, zu den Bäumen, Pflanzen, Gebäuden und den Hügeln, die wie ein Schnellzug an uns vorbei rasten. „Darmstadt?" - fragte ich mich. Sprachlos und in mich gekehrt gab ich keinen Laut mehr von mir, solange die Fahrt dauerte. Zu sehr überrascht war ich, dass mir diese Stadt überhaupt nichts sagte. Fassungslos beobachtete ich weiter den Verkehr, betrachtete mir wieder die schönen mit Bäumen dicht bepflanzten Hügel und die Vögel, die so frei umherflogen.

Meine Blicke wanderten auf die blauen Autobahnschilder, an denen wir vorbei fuhren, und ich achtete dabei auf die Entfernung, die immer geringer wurde. Äußerst gespannt wartete ich auf den Moment, das Haus und meine Wohnung sehen zu können.

„Wie wohl das Haus und meine Wohnung aussehen?" - fragte ich mich.

Während ich mit dem Gedanken beschäftigt war, wanderte mein Blick auf das Armaturenbrett, wobei mir zugleich ein paar andere Fragen durch den Kopf schossen:

„Ob ich wohl auch ein Auto habe?

Wenn ja, welches?

Wann habe ich meinen Führerschein gemacht?

Wie sieht es aus und wo steht es?"

Viele Fragen gingen mir durch den Kopf. Schließlich wurde die Leere in meinem Gedächtnis immer tiefer und unerträglicher, je mehr ich mich an früher erinnern wollte. Plötzlich versank ich langsam in eine Art von Traum. Im Gedanken darin sah ich mich in irgendeiner Wohnung an irgendeinem Esszimmertisch sitzen. Meine Hände lagen auf dem Tisch. Auf der Tischplatte lag ein großer Karton. Meine Augen erfassten den Karton und fixierten ihn.

„Was war das für ein Karton?"

So kostbar und edel er aussah, schien etwas sehr wertvolles darin zu sein. Ich zögerte einen kurzen Moment, dann hob ich neugierig den Deckel ab und schaute gespannt hinein. Was ich dort jedoch sah, verwirrte mich ungemein.

„Waren es vielleicht sehr viele kleine Bruchstücke eines Bildes?" – fragte ich mich.

„Nein, es waren Teile für ein sehr großes Puzzle.

So viele Puzzleteile lagen darin!" – stellte ich etwas später fest.

„Aber für welches Motiv?"

Auf Karton und Deckel selbst war ja kein Motiv abgebildet. Vorsichtig und äußerst gespannt legte ich den Deckel beiseite. Langsam griff ich mit meiner rechten Hand in den Karton hinein und holte ein einzelnes Puzzleteil heraus. Als ich mir das Teil von weitem ansah, konnte ich zuerst nichts erkennen. Erst beim näheren Hinsehen glaubte ich, auf diesem Teil mein Gesicht zu erkennen. Dann fiel es mir wie Schuppen von meine Augen. Es sollte das Puzzle meines Lebens sein.

„Dieses Puzzle, das aus sehr vielen Teilen bestand, sollte mein ganzes bisheriges Leben beinhalten?" – Neugierig beugte ich mich nach vorn und schaute in den Karton hinein. Plötzlich sah ich im Karton mehrere große Platten liegen, die ich sofort herausholte und auf die Tischplatte legte. Einen Moment dauerte es, bis ich erkannte, dass es Puzzleschablonen waren, die einzelne Abschnitte meines Lebens darstellten. Sie ermöglichten es mir, so wieder mein ganzes Leben zu rekonstruieren. Nun passte ich die einzelnen Schablonen zusammen, so dass sie eine große Schablone für mein Puzzle des Lebens ergaben. Jetzt hielt mich nichts mehr davon ab, das Puzzle meines Lebens zusammenzusetzen. Die Puzzleschablone war ja als Hilfe beigelegt, die mir das Zusammensetzen meiner Erinnerungen erleichtern sollte. Also nahm ich das erste Teil und setzte es in die Schablone ein. Langsam kam ich wieder zu mir, öffnete meine Augen und stellte fest, dass ich noch immer im Auto meines Vaters saß. Mein Blick wanderte auf meine Armbanduhr, die 15 Minuten später anzeigte, und meine Ungeduld wurde immer größer auf mein Zuhause, wo immer es auch sein mochte...

***

Mein Zuhause?

Nach weiteren 20 Minuten Autofahrt näherten wir uns endlich der Autobahnausfahrt. Nun kam bald der Moment, an dem ich wieder in meine Wohnung zurückkehren sollte nach dem erfolglosen Reha-Aufenthalt. Es sollte aber ein Tag in meinem Leben werden, an den ich noch sehr lange denken würde.
»Gleich fahren wir von der Autobahn runter!
Kommt Dir irgendetwas bekannt vor?« – fragte mich mein Vater.
„Nein, gar nichts, leider.
Als wäre ich in einer fremden Welt!" – antwortete ich verzweifelt.
Wir kamen zur Autobahnausfahrt meines Heimatortes und verließen die Autobahn. Wir bogen links in die Bundesstraße ein, die direkt durch das Stadtzentrum meines Heimatortes führte. Dort, in meiner Heimatstadt endlich angekommen, waren wir jetzt auf dem Weg durch das Stadtzentrum, zu unserem Haus unterwegs. Gespannt verfolgte ich den Weg dorthin. Mein Vater sah mir die verzweifelten Gesichtszüge an.
»Dort ist das Vivarium, Jürgen« – sagte er.
Ich schaute ihn an, zuckte mit den Schultern.
„Was ist das?" – fragte ich ihn.
»Das ist ein kleiner Zoo« - antwortete mein Vater, während er auf den dichten Verkehr achtete.
Unglaubwürdig schaute ich ihn an und tat so als wüsste ich es, aber ich wusste es nicht. Ich war in einer völlig fremden Umgebung. Während der Fahrt fragte mich mein Vater bei vielen anderen markanten Stellen, an denen wir noch vorbei fuhren, ob ich diese kennen würde.
»Dort, im ersten Stock, hast Du früher Kung-Fu trainiert« - sagte er, als wir an einem Haus vorbei fuhren, in dem im Erdgeschoss ein gutes Restaurant war. „Wirklich?"

»Ja« - antwortete er.

»Mensch, Jürgen, kannst Du Dich denn wirklich nicht mehr daran erinnern?« „Nein" – antwortete ich langsam etwas genervt.

„Warum glaubt er mir das nicht?" - dachte ich und schaute mit gesenktem Kopf zum Seitenfenster heraus.

Nach einer weiteren guten halben Stunde Fahrt fuhren wir direkt vor unser Haus und hielten vor dem Eingangstor an, das nur durch den Bürgersteig von der Verkehrsstraße getrennt war. Es war mittlerweile 17.00 Uhr geworden und ich bekam schon wieder etwas Hunger. Einen Moment lang blieb ich noch sitzen und schaute unglaubwürdig aus dem Seitenfenster des Autos. Dort sah ich das Haus, in dem ich schon seit 23 Jahren wohnen sollte. Wir hatten also das Ziel – unser Zuhause - erreicht. Die erste Nacht nahte und ich konnte seit langem wieder in meinem eigenen Bett schlafen.

„Das eigene Bett?

Meine Wohnung?

Wo mag diese wohl sein?

Was wird mich wohl erwarten und wie sieht sie aus?" - schoss es mir durch den Kopf.

Ich konnte mich einfach nicht an meine Wohnung erinnern, an gar nichts mehr konnte ich mich erinnern, so sehr ich mich auch anstrengte in der Hoffnung, doch noch einen Gedankenblitz zu bekommen, aber meine Mühe war vergeblich. Als ich nun aus dem Auto ausstieg und am Bordstein der Straße stand, direkt vor unserem Haus, schaute ich etwas ungläubig gen Himmel. Ich sah ein dreistöckiges, 110 Jahre altes, unter Denkmalschutz stehendes, sehr gepflegtes mit Dachgauben versehenes Haus, in dem im Erdgeschoss ein großer Bäckerladen war. Ein sehr großes altes Massivholztor war mein erstes Hindernis. Traurig und etwas geschockt über diese unerträgliche Leere, die in meinem Kopf herrschte, griff ich nach meinem Schlüsselmäppchen, welches mir mein Vater reichte. Mein Vater und ich standen zufrieden und erwartungsvoll auf der Straße. Etwas verwirrt betrachtete ich das dicke Mäppchen, das ich in meiner Hand hielt.

„Wem wohl all diese vielen Schlüssel gehörten?" - fragte ich mich ganz still in Gedanken.

„Sollen das meine Wohnungsschlüssel sein?" – flüsterte ich ganz leise vor mir her und wunderte mich. Gespannt zog ich an dem Reißverschluss, um das Mäppchen zu öffnen. Ich schaute hinein und wunderte mich über die vielen farbig gekennzeichneten Schlüsselringe, die mir entgegen fielen. Da waren ein lila-, rot-, grün-, und gelbfarbig ummantelter Schlüssel und mindestens 7 blanke Schlüssel ohne farbige Ummantelung.

„Wo gehören denn diese Schlüssel alle hin?" – fragte ich mich.

Ich wusste nicht, welchen Schlüssel ich greifen sollte. Also hörte ich auf mein Bauchgefühl und griff nach dem grünen Schlüssel, der gleich am Anfang war.

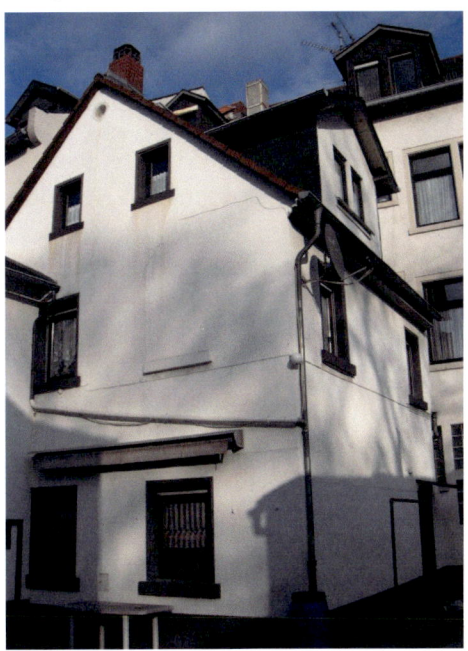

Als ich diesen in das Schlüsselloch stecken wollte, hörte ich auf einmal ein leises Summen von rechts, das immer lauter und näher zu kommen schien. Mein Blick wandte sich in die Richtung des Summens, zu dem sich mittlerweile ein leises Poltern gesellte. Eine Straßenbahn sah ich auf mich zu kommen. „Wow, eine Straßenbahn fährt direkt an unserem Haus vorbei?" - dachte ich. Mein Blick schweifte erstaunt die Tram entlang, als sie plötzlich stoppte.

„Aha, eine Verkehrsampel für Fußgänger, die auf Rot stand."

Aber ich irrte mich. Keine 20 Meter weiter von unserem Haus war eine Haltestelle, direkt vor der Fußgängerampel.

„Das ist aber praktisch! Da kannst du ja mit der Straßenbahn zur Arbeit oder in die Stadt fahren!" – stellte ich fest.

Mein Blick wandte sich nun wieder zurück zum alten Holztor, in dessen Schloss noch immer mein Schlüssel steckte. Ich öffnete das schwerfällige Tor ganz, trat ein und zog meinen Schlüssel wieder ab. Ich war in einer riesigen Torhalle, die gut eine Höhe von knapp 4,50 Metern hatte. Ich schaute nach links und erblickte eine Reihe von acht braun lackierten Briefkästen. Mein Blick wandte sich gespannt dahin. Auf einem davon stand tatsächlich mein Name. Verwundert und leicht unsicher stellte ich fest, dass das doch mein Wohnort sein musste.

Plötzlich von hinten ein lauter Knall. Das schwere Holztor fiel durch einen Luftzug von selbst zu. Etwas erschrocken wich mein Blick von den Briefkästen ab und ich ging weiter im unbekannten Haus. Am Ende der Torhalle war ein zweites, ebenso hohes und altes, jedoch mit Glasscheiben versehenes Tor, das zu einem ca. 30 Meter langen Hof führte. Durch dieses Tor ging ich nun hindurch und erblickte ein zweistöckiges, drittes Haus, in dem sich vier weitere Wohnungen befanden. Mein Blick schweifte etwas ungläubig auf die rechte Seite des Hofes. Dort stand ein zweistöckiges, ebenfalls mit Dachgauben versehenes Haus, welches etwas älter wirkte als das Vorderhaus.

„Dieses Nebengebäude soll mein Wohnbereich sein?" – fragte ich mich ungläubig.

Als ich vor einer robusten Aluminiumtür stand, kam in mir die Frage auf:

„Ob in dieses Schloss wohl der rote Schlüssel passen würde?"

Der rote Schlüssel war die Nummer zwei in der Reihenfolge am Schlüsselbund. Kurz entschlossen nahm ich ihn, führte ihn in das Schloss ein und drehte ihn um.

„Ja, er passt!" – freute ich mich, und die Aluminiumtür ging auf. Gespannt und äußerst erwartungsvoll trat ich nun ein.

„Wow, welch ein Glück, dass ich den richtigen Schlüssel hatte! Alles, was ich sehe, kommt mir so furchtbar fremd vor."

Dies stellte ich erschrocken fest, als ich in mitten der Wohnung stand.

„Ich stehe in einer ganz fremden Wohnung." - sagte ich etwas laut vor mir her und war der Verzweiflung nahe.

»Nein« - sprach auf einmal ganz energisch und zugleich bedauernd mein Vater.

„Soll das wirklich meine Wohnung sein?"

Ungläubig, schon fast gelähmt blieb ich stehen und schaute mich fassungslos um.

»Es ist Deine Wohnung, schon seit 1983« - antwortete mein Vater. Ich konnte es kaum glauben. Nichts aber auch gar nichts kam mir bekannt vor oder erinnerte mich an irgendeine Begebenheit oder Lebenssituation. Überwältigt von den ersten Eindrücken stieg in mir plötzlich eine leichte Müdigkeit empor und ich fing an zu gähnen. Wir standen nun in meinem Wohnzimmer. Völlig

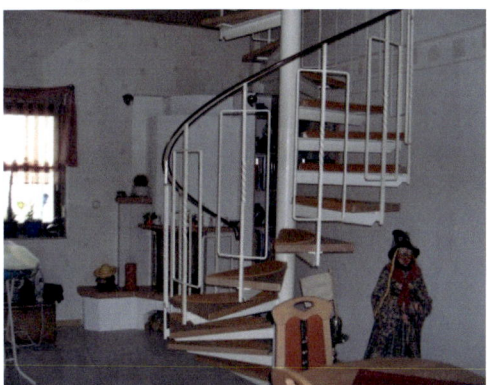

überfordert von den vielen Neuerungen, die mich überfielen, stiegen mir plötzlich die Tränen in die Augen.

„Eine Wendeltreppe in der Wohnung? Wo führt die denn hin? Sind die anderen Zimmer etwa oben?" – grübelte ich.

„Wo ist denn mein Schlafzimmer?" – fragte ich meinen Vater, als er noch neben mir stand.

»Jürgen, du musst durchs Wohnzimmer und dort die Wendeltreppe nach oben gehen« - antwortete er.

»Dort siehst Du eine Schiebetür und dahinter ist Dein Schlafzimmer« - rief er mir noch nach, als ich mich langsam auf den Weg machte. Mein Vater ging nun in seine Wohnung zu meiner Mutter zurück und ließ mich mit den Eindrücken in meiner Wohnung allein. Ich war nun im Wohnzimmer, schaute es mir im Durchgehen kurz an und staunte nicht schlecht. Ich sah auf einem Highboard viele große und bunte Porzellankühe stehen, welche mich doch sehr zum Staunen brachten.

„Waren diese Kühe mir?

Von wem hatte ich sie bekommen?

Habe ich sie mir gekauft?"

Auch hier konnte ich keinerlei Erinnerung aus meinem Gedächtnis beziehen.

Als ich an der Wendeltreppe ankam, ging ich hinauf in den ersten Stock. Meine Blicke wechselten während des Aufstieges von links nach rechts und umgekehrt. Ich war überwältigt von den vielen schönen Dingen, die ich bis jetzt sah.

„Ist das wirklich alles mir?"

Ich konnte es nicht glauben.

„Wie mag es wohl gewesen sein, wenn ich in meine Wohnung zurückgekommen wäre und mein alter Lebensstil hätte mir nicht gefallen?" – fragte ich mich.

Meine Müdigkeit nahm in der Zwischenzeit abrupt zu. Als ich oben im ersten Stock ankam, sah ich 2 Türen und einen Torbogen, an dem ein Vorhang hing. In diesem Raum stand ein Schreibtisch mit einem großen, schwarzen Bürosessel. Auf dem Tisch standen zwei großen LCD-Monitoren, ein Drucker und ein Scanner. Unter dem Tisch standen 2 PCs. Fünf Rolltürenschränke und ein Rollcontainer rundete das Büroinventar ab. Einen Moment lang blieb ich unglaubwürdig im Büro stehen.

„Ist das wirklich mein Büro?

Also, wie war das noch mal?

Was sagte mein Vater zu mir?"

Etwas abgelenkt von den vielen Eindrücken wusste ich nicht mehr, was ich eigentlich hier im ersten Stock wollte. Ich grübelte etwas darüber nach, als mir ein heftiger Gähner durchs Gesicht rutschte.

„Stimmt, jetzt weiß ich es wieder!" – fiel es mir schlagartig ein.

„Ich wollte ja ne' Runde im Bettchen schlafen und dann wollte ich auch noch etwas essen!"

Mein Hungergefühl verstärkte sich in der Zwischenzeit doch zunehmend.

„Ich soll hier oben eine Schiebetür sehen?" – wunderte ich mich ein wenig.

Ich schaute mir die Türblätter etwas genauer an.

„Ah, ja, tatsächlich, da ist sie!"

Auf den ersten Blick war diese Tür überhaupt nicht von einer normalen Schwenktür zu unterscheiden. Ich ging auf die besondere Tür zu, nahm den Türgriff in die Hand und schob die Tür neugierig nach links auf. Und da war es tatsächlich, das Schlafzimmer. Ein Doppelbett in hellem Buchenholz und den dazu gehörigen Kleiderschrank mit Schwebetüren schlich sich in mein Blickfeld. Erleichtert und ohne es zu wissen, legte ich mich genau auf die Seite des Bettes, auf der ich am 05.12.2006 meinen Schlaganfall erlitt.

„War es Bequemlichkeit, um nah an der Tür zu liegen, damit man schnell aus dem Bett kommt, oder war es ein innerer Instinkt?"

Ich wusste es nicht. Als ich dann etwas später meinen Vater mit meinem Mobiltelefon anrief, um ihm zu sagen, dass alles OK war und ich mich in dieses Bett gelegt hatte, um zu schlafen, klärte er mich darüber auf.

In mir stieg plötzlich ein mulmiges Gefühl empor, aber dennoch legte ich mich zurück und schlief nach kurzer Zeit mit hungrigem Magen ein.

Am nächsten Morgen wachte ich nach tiefem Schlaf erst wieder auf und merkte, dass alles auf einmal ganz anders war. Ich öffnete meine Augen, gähnte und streckte mich noch ein wenig, drehte mich von der einen auf die andere Seite des großen Bettes und blieb wieder auf dem Rücken liegen. Genüsslich nutzte ich die große Liegefläche des Bettes aus, als mein Hungergefühl mittlerweile unerträglich geworden war.

Meine Augen schauten zur Holzdecke hinauf, die sich deutlich zu den weißen Decken in den Kliniken abhob. Ich stellte fest, dass dies für mich eine ganz fremde Umgebung war und dass ich auch etwas Unbehagen verspürte. Starr war mein Blick für einen Moment geworden.

„Die Holzdecke gefällt mir ganz gut!

Ist das wirklich meine?"

Mein Zustand der Verwunderung und Unglaubwürdigkeit verstärkte sich immer mehr. Plötzlich hörte ich ein unglaubliches Gluckern und Knurren. Erst dachte ich, es käme von draußen, weil ich das Fenster vom Schlafzimmer offen hatte, aber dem war nicht so, denn draußen war alles schön ruhig. Mittlerweile war es Abend geworden. Plötzlich wieder das Gluckern, und ich fing an zu lachen. Es war mein Magen, der zu protestieren schien, um endlich gefüttert zu werden. Ich schaute mich im Schlafzimmer weiter um und suchte irgendeinen bekannten Gegenstand, aber nichts war da, nichts, was eine Erinnerung bei mir auslöste. Nachdem ich nun wach war, beschloss ich, das Bett zu verlassen und aufzustehen.

Auf mich wartete nun ein Abenteuer, wie ich es in meinem ganzen bisherigen Leben noch nie erlebt hatte. Bevor ich aber in die Küche ging, um mir endlich etwas zum Essen zu machen, öffnete ich vorher noch meinen Kleiderschrank, um zu sehen, welche

Hosen und Hemden ich besaß, in der Hoffnung, dass diese sich auch in dem Schrank befänden.

Ich schob also die erste Tür auf und fand dort tatsächlich meine Hosen und meine T-Shirts. Der mittlere Schrankteil war übervoll mit Hemden. Ich kam mir vor, als wäre ich in einem Kaufhaus. Die Auswahl war enorm. Von der Vielzahl an modischen, sportlichen und eleganten Hemden überwältigt, die im Schrank zum Teil sorgfältig zusammengelegt übereinander lagen und teilweise an Kleiderbügeln hingen, gefielen mir sehr.

„Mensch Jürgen, sind das alles Deine Hemden?"

Verwundert und unglaubwürdig blieb ich einen Moment lang vorm Schrank stehen.

„Da brauchst Du Dir in der nächsten Zeit keine Hemden mehr zu kaufen!" – staunte ich nicht schlecht.

Irgendwie konnte ich es nicht glauben, aber ich war auch gleichzeitig fasziniert über das große Sortiment. Nun stand ich vor einem weiteren Problem. Ich musste mir einprägen, welche Hemden ich besaß. So erging es mir auch mit den anderen Kleidungsstücken, die in dem Schrank waren. Meinen Hosen, den Jacken und die Sakkos, die sich im dritten Schrankteil befanden. Nachdem ich den Schrankinhalt gecheckt hatte, wollte ich wissen, was in den Nachtschränken war. Ich drehte mich um und lief zielstrebig auf den ersten Nachtschrank zu, der neben meiner Bettseite stand. Meine Neugier war erneut riesig. Gespannt zog ich langsam die obere Schublade am Nachtschrank auf. Darin entdeckte ich jede Menge Medikamente. Mittel gegen die Blutgerinnung, Vitaminpräparate, Medikamente gegen mein Anfallsleiden, Betablocker und andere. Ich wunderte mich über die Vielzahl der Medikamente. Zum Glück hatte ich bei der Entlassung aus der Reha-Klinik einen Medikamentenfahrplan bekommen. Darin stand, wann ich welche Medikamente, in welcher Menge, wann nehmen musste. Dieser Plan erleichterte meine Medikamentendosierung erheblich.

Als ich so im Schlafzimmer stand und staunend um mich schaute, verspürte ich auf einmal ein heißes Verlangen auf eine gute und frische Tasse Kaffee. Erst jetzt begriff ich das ganze Ausmaß meines Gedächtnisverlustes.

„Verdammt, wo ist die Küche?

Habe ich überhaupt eine Kaffeemaschine und Kaffee?"

Langsam bewegte ich mich aus dem Schlafzimmer und stand in meinem Schlafanzug mitten im Arbeitszimmer. Ich sah das Geländer der Wendeltreppe linkerhand und einen Torbogen, an dem ein Vorhang hing.

„Ob da wohl meine Küche ist?" – fragte ich mich.

Ich ging los und blieb sofort wieder stehen.

„Nein, das glaube ich nicht!" - schoss es mir durch den Kopf.

Abrupt drehte ich mich um und ging durch die Schwenktür, die gleich rechts vom Treppenpodest war. Mittlerweile war mir ja bekannt, dass sich unten im Erdgeschoss mein Wohnzimmer, das Esszimmer und ein Vorraum mit Garderobe befanden. Schlussfolgernd war ich mir sicher, dass die anderen Zimmer meiner Wohnung hier oben im ersten Stock sein mussten. Mein Verlangen nach einer Tasse Kaffee wurde inzwischen immer größer. Ungeduldig öffnete ich die Schwenktür. Ein kleiner Flur fiel in mein Blickfeld. Darin waren drei weitere Türen seitlich angeordnet, die mich förmlich zum Anschauen einluden. Neugierig lief ich auf die erste Tür zu. Ich nahm etwas zögernd den Türgriff von der Tür, die sich rechtsseitig im Flur befand, in die Hand.

„Was mich wohl dahinter erwarten wird?"

Gespannt drückte ich den Griff nach unten und öffnete die Tür.

„Siehe da, ich habe die Küche gefunden!"

Etwas verwundert blieb ich stehen und schaute mir ungläubig die Küche an. „Eine Einbauküche?

Weiß/blau lackiert?" – sprang in mein Blickfeld.

Auf der Arbeitsplatte stand in Blickrichtung ein großer Mikrowellenherd.

Mein erster Eindruck war, als wäre die Küche und alles was sich darin befand neu. Erschreckenderweise konnte ich auch hier keinerlei Bezug zu meiner Vergangenheit herstellen. Mein Blick wandte sich entgegengesetzt dem Uhrzeigersinn durch die Küche, bis er eine besondere Maschine traf. Da stand er nun. Ich hatte tatsächlich einen Kaffeeautomaten. Zum Glück war er auch noch einfach zu bedienen. Ich meine ohne solchen elektronischen Schnickschnack, den man eigentlich gar nicht braucht.

Aufmerksam und neugierig schaute ich mir das Bedienfeld des Kaffeeautomaten an und sah dort drei Knöpfe. Als erstes drückte ich nun den Einschaltknopf. Das Display leuchtete und die Maschine heizte sich auf. Meine Freude war riesig, dass ich diesen doch so einfachen Vorgang ohne Hilfe schaffte.

„Woraus sollte ich nun den Kaffee trinken?" – fragte ich mich fast verzweifelnd und nichtwissend, wo sich die Behältnisse befanden.

„Hm, normalerweise aus einer Tasse!" – kam es mir in den Kopf.

„Wo aber waren die Tassen?

Wo ist der Zucker für den Kaffee?"

Wieder stand ich vor einem großen Problem und wusste nicht, wie ich es lösen sollte. Mir blieb im Prinzip nur die Möglichkeit, alle Schränke zu öffnen und hinein zu schauen. Die Fremdheit lähmte meinen Blick. Fassungslos öffnete ich alle Türen und schaute jeweils hinein, bis ich den entsprechenden Hängeschrank fand, in dem die Tassen waren.

Nach einiger Zeit nahm ich mir eine von den vielen Tassen heraus und stellte sie unter die Auslaufdüsen des Kaffeeautomaten. Die Maschine hatte sich in der Zwischenzeit aufgeheizt und war bereit für die Zubereitung. Kurz bevor ich den Knopf zum Starten betätigen wollte, fiel mir ein, dass noch kein Zucker in der Tasse war.

„Das gibt es doch nicht!

Du hast doch vorhin in alle Schränken hinein geschaut?"

Wo war dann noch mal der Zucker gewesen?"

Leider hatte ich beim Durchschauen der Schränke überhaupt nicht darauf geachtet. Also begann das Spiel von vorn. Erneut öffnete ich alle Schranktüren, aber diesmal von rechts nach links. Als ich die siebte Schranktür öffnete, sprang mir die Zuckerdose schon fast entgegen. Also nahm ich die Zuckerdose heraus und machte die Schranktür wieder zu.

„Jetzt brauche ich noch einen Teelöffel!" – stellte ich fest.

„Wo könnte das Besteck sein?"

Es war schon zum Verzweifeln. Daher nahm ich an, dass das Besteck sich nur in einer der vier Schubladen befinden konnte. Also zog ich eine Schublade nach der anderen heraus, um zu sehen, was sich darin verbarg. Als ich nun die dritte Schublade von links aufzog, fand ich das Besteck endlich. Ich nahm mir einen Teelöffel aus der Schublade heraus und schüttete damit zwei Löffel Zucker aus der Zuckerdose in meine noch leere Tasse Kaffee hinein. Jetzt konnte ich endlich auf den Startknopf der Maschine drücken. Das Mahlwerk mahlte etwas laut die entsprechende Anzahl von Kaffeebohnen und füllte dann die darunter stehende Tasse mit frischem Kaffee und einer wunderbaren Crema. Fasziniert vom guten Aroma griff ich nach der Tasse und setzte mich an den Küchentisch. Nach einer kurzen Zeit stand ich auf und wollte die Zuckerdose wieder zurückstellen in den Schrank, aber ich wusste nicht mehr, in welchem Schrank sie vorher gewesen war. Plötzlich erschrak ich, und mir lief es ganz kalt den Rücken herunter.

„Auweia Jürgen, bleibt das jetzt immer so?" - fragte ich mich ängstlich und mit leiser Stimme in mich gekehrt. Große Angst stieg in mir auf.

„Wie soll das in meinem Beruf und in meinem weiteren Leben werden? Beruf? Was habe ich eigentlich für einen Beruf? Was mache ich eigentlich in welcher Firma?"

Immer größer wurde das Vakuum in meinem Kopf, je mehr ich auf mein früheres Leben zurückgreifen wollte. Geschockt von der Erkenntnis setzte ich mich wieder auf den Küchenstuhl, griff nach der Tasse Kaffee, um daraus zu trinken und blickte verzweifelt auf die Küchenschränke. Da kam mir plötzlich ein Gedankenblitz. Damit ich es das nächste Mal bei der Suche etwas einfacher hatte, kam ich auf die Idee, mir den Inhalt eines jeden Schrankes auf selbstklebende gelbe Haftnotizen zu schreiben und diese schön ordentlich an die entsprechenden Türen zu kleben. Nur so war es am Anfang möglich, Dinge oder Gegenstände wieder zu finden, die ich für den täglichen Bedarf brauchte. Stellte sich nun für mich die Frage, wo sich solche gelben Haftzettel in der Wohnung befanden und ob ich überhaupt solche hatte. Immer noch am Küchentisch sitzend grübelte ich hartnäckig darüber nach.

„Wo könnten nur die Haftzettel sein?

Wo würde ich heute solche Haftzettel hinlegen?".

„Im Arbeitszimmer!" - schoss es mir plötzlich in den Kopf.

Gespannt und neugierig stand ich auf und lief zurück in das Arbeitszimmer. Im Arbeitszimmer öffnete ich also alle Rollschränke, zog jede Schublade des Rollcontainers einzeln heraus und durchsuchte diese nach den Haftzetteln. Schließlich fand ich tatsächlich welche in der zweiten Schublade im Rollcontainer.

„Welch ein Glück, ich musste also nicht die ganze Wohnung absuchen!"

Damit ich nicht wieder vergessen konnte, wo die Haftzettel hingehörten, löste ich den ersten Haftzettel vom Block ab, beschriftete ihn mit dem kompletten Inhalt der Schublade und klebte ihn an die entsprechende Schubladenblende (unter anderem mit der Aufschrift *Haft-Etiketten*). Danach beschriftete ich auch noch die anderen drei Haft-Etiketten mit dem entsprechenden Inhalt der noch fehlenden Schubladen. So begann ich nun allmählich die Erfassung meines gesamten Wohnungsinventars, wobei ich immer noch nicht glauben konnte, dass das alles mir gehören sollte. Anschließend lief ich dann in die Küche und beklebte dort die ganzen Küchenschranktüren mit dem entsprechenden Schrankinhalt. Einen Schrank nach dem anderen nahm ich mir in der Küche vor. Nachdem ich nun mit dem Bekleben der Küchenschränke fertig war, erkundete ich anschließend die anderen Zimmer. Zimmer für Zimmer und Schrank für Schrank nahm ich mir vor, wobei ich dabei immer neugieriger wurde.

„Wo wohl das Bad ist?" - fragte ich mich.

Langsam ging ich aus der Küche hinaus und öffnete die andere Tür, die direkt gegenüber der Küchentür lag. Neugierig drückte ich langsam den Türgriff nach unten, öffnete die Tür und kam in ein dunkles Zimmer. Mein Blickte wanderte auf ein Fenster, welches ein geriffeltes Glasmuster hatte.

„Warum ein geriffeltes Glasmuster?

Sollte man vielleicht nicht durchschauen können?"

Es schien schemenhaft ein grauer Hintergrund durch das Fenster hindurch.

„Was ist das?" – fragte ich mich.

Ich betätigte den Lichtschalter und es wurde hell in diesem Zimmer. Mein Blick war so auf das Fenster fixiert, dass ich gar nicht registrierte, dass ich bereits mitten im Bad stand und an einer Eckbadewanne vorbei lief. Ich öffnete das Fenster, um zu sehen, was der graue Hintergrund sein könnte, der doch etwas intensiv durch das Fenster schimmerte. Es war die Außenwand des Nachbarhauses im Abstand von ca. 60 cm zu meiner Wohnungsaußenwand. Verwundert über den Baustil schloss ich das Fenster wieder. Erst jetzt registrierte ich, dass ich mitten im Bad stand und staunte Bauklötze über so ein exklusives Bad. An der Wand hingen Wandschränke in edlem Design. Ein großer Wandspiegel, eingerahmt von einem Kranz und einem umlaufenden Ablagefach zierte eine ganze Badwand.

„Das soll wirklich mein Zuhause sein?" - wunderte ich mich wiederum.

Ständig schossen mir diese Gedanken durch den Kopf. Ungläubig ging ich nun zu den Schränken, die unter der Ablageplatte montiert waren, um zu sehen, was sich dahinter verbarg. Auch hier öffnete ich jede Tür und blickte gespannt hinein. Fasziniert schaute ich mich um. Dort stand eine herrliche Eckbadewanne, ein dreistufiges Ziermäuerchen, das das Bidet von der Badewanne trennte und welches mit schönen Blumen, die das Bad freundlich und harmonisch erscheinen ließen, ausgestattet war. Erneut kamen Fragen in mir hoch.

„Habe ich vielleicht die Blumen da hingestellt?
Sollte ich doch so eine romantische Ader haben?"

Ich erkannte mich überhaupt nicht mehr wieder. Dabei hatte ich das merkwürdige Gefühl, als stünde ich neben mir. Wie zuvor in der Küche, begann ich nun auch im Bad beschriebene Haftnotizen ordentlich an die Schranktüren zu kleben, damit ich auch hier wieder eine bessere Orientierungshilfe bekam. Es war furchtbar für mich, immer wieder festzustellen, dass man sich einfach nicht merken konnte, wo sich welche Gegenstände befanden. Plötzlich verspürte ich ein dringendes Bedürfnis auf die Toilette gehen zu müssen.

„Wo war jetzt noch mal die Toilette?"
Im Bad jedenfalls hatte kein WC gestanden.

Wo bin ich nur früher hingegangen, wenn ich mal musste?" - fragte ich mich etwas erheiternd. Nun, ich hatte ja noch 3 Zimmer zum Durchsuchen, in der Hoffnung, dass in einem dieser Zimmer ein WC stand. So langsam wurde es doch etwas dringend. Ich ging also etwas zügig aus dem Bad links herum im Flur weiter, als ich zwei Treppenstufen erblickte.

„Noch eine Treppe in der Wohnung?
Ups, da war ja noch eine Eingangstür in meine Wohnung!" – stellte ich überraschend fest.

„Habe ich etwa zwei Eingangstüren in meiner Wohnung?"
Sie sah genauso aus wie die Aluminiumtür am unteren Eingang.
Jedoch kam ich dort direkt in das Treppenhaus vom Vorderhaus,
in dem meine Eltern wohnten. Ich wunderte mich ein wenig und
war zugleich etwas verwirrt über die merkwürdige Bauweise des
Hauses. Nichtsdestotrotz ging ich zielstrebig auf die Aluminiumtür zu, als ich rechts eine weitere Schwenktür entdeckte, die zu
einem anderen Zimmer führte. Ich öffnete die Tür erwartungsvoll und erblickte ein kleines Räumchen, in dem ein WC stand.
„Boah, endlich, ich habe es gefunden!" – stellte ich erleichtert fest.
Was ich in diesem Zimmer dann machte, sollte meiner Meinung
nach nicht näher erwähnt werden. Als ich etwas später wieder
wesentlich erleichtert das Zimmer mit dem WC verließ, beschloss
ich, mir nun das Wohnzimmer etwas näher anzuschauen. Fest
entschlossen und äußerst neugierig stieg ich also wieder die Wendeltreppe hinunter, um mir als erstes den Inhalt der Schränke im
Wohnzimmer vorzunehmen. Als ich im Erdgeschoss angekommen war, fiel mir direkt der wunderschöne Gaskachelofen in
mein Blickfeld, der im Wohnzimmer in der Ecke gemauert war.
„Wer wohl diesen Ofen gestellt hat?" - fragte ich mich unsicher.
„Das müsste doch bestimmt mein Vater wissen!?"
Also fragte ich zu einem späteren Zeitpunkt meinen Vater, der
mir meine Frage tatsächlich beantworten konnte.
»Der Kachelofen war ein Bausatz, den Du auch selbst aufgemau-
ert hast!« - antwortete er energisch.
Mit großen Augen schaute ich ihn an und glaubte ihm erst nicht.
»Den Aufbau hast Du damals mit vielen Fotos dokumentiert, die
Du irgendwo in Deiner Wohnung haben musst. Die Fotos hast
Du mir damals nach der Fertigstellung selbst gezeigt!« - ergänzte
er noch.
So langsam wurde es mir unheimlich.
„War ich tatsächlich zu so etwas fähig?"
Auch daran konnte ich mich absolut nicht erinnern.

„War denn wirklich alles weg aus meinem Gedächtnis? Ist denn überhaupt nichts mehr von meinem früheren Leben da?" - fragte ich mich.

Wiederum versuchte ich durch die Fotos, die ich zwischenzeitlich im Wohnzimmer fand, einen Bezug herzustellen. Aber nichts geschah. Ich schaute mir ein Bild vom Kachelofenaufbau an. Als wäre es ein unbekanntes Foto von jemand, den ich nicht kannte. Dabei war ich selbst auf dem Foto zu sehen, wie ich die Mauersteine zurechtschnitt, aufstellte und mit Mörtel verklebte. Dennoch, trotz dieses eindeutigen Dokuments, hatte ich große Zweifel daran und versuchte mich krampfhaft in die Lage des Bildes zu versetzen. Zur Unterstützung machte ich meine Augen zu, um es mir besser vorstellen zu können. Krampfhaft versuchte ich es mir vorzustellen, aber ich sah nur einen leeren, schwarzen Raum. Ich konnte mir einfach keinen Bezug dazu herstellen, keine Erinnerung war vorhanden.

Ich lief weiter, hinüber zum Sofa und blieb direkt davor stehen. Ungläubig schaute ich mich um und setzte mich dabei langsam auf das Dreiersofa. Ich lehnte mich entspannt zurück und ließ die Eindrücke auf mich wirken. Mein Blick erfasste die Schrankwand, deren einzelne Schrankelemente ich mir dabei etwas genauer anschaute. Mein Blick schweifte weiter zur Vitrine, in der ich auf einmal drei große Gläser sah. Ich beugte mich etwas nach vorn, um die Gläser näher anzuschauen. Es standen drei große 3-Liter Gläser in der Vitrine. Zwei Gläser für Hefeweizenbier und eines für Pils. Etwas erstaunt stand ich auf, ging zur Vitrine und öffnete die linke Glastür. Dort holte ich zuerst das große Pilsglas heraus, das mir sehr gut gefiel, nahm es in die Hand und betrachtete es mir genau.

„Wo habe ich denn das her? Ist das wirklich meins?"

Das gleiche tat ich auch mit den beiden Weizenbiergläsern.

„Ey, die sind ja geil!" – sagte ich leise vor mir her.

So langsam stieg in mir ein leichtes Gefühl der Verzweiflung und Enttäuschung empor, da mir bis jetzt immer noch nicht zu irgendeinem Gegenstand, eine Beziehung, geschweige denn eine Erinnerung einfiel oder ich es damit verknüpfen konnte.

„Wie soll das nur mit mir weitergehen?" - stellte ich mir wiederum die Frage.

Mittlerweile waren sechs Monate seit meinem großen Schicksalsschlag am vergangen. Zu meiner Enttäuschung hat sich bis jetzt bei mir wenig geändert. Etwas deprimiert nahm ich die großen Gläser und stellte sie nacheinander in die Vitrine zurück. Wo und wie sie in der Vitrine standen, wusste ich jedoch nicht mehr. Also stellte ich sie willkürlich hinein, und machte die Vitrinen Tür zu. Danach setzte ich mich auf das Sofa und mein Blick schweifte weiter, als ich einen Eckschrank sah. Auf ihm stand ein großer Fernseher mit einem darunter aufgebauten Videomischpult, CD-Player, DVD-Player und einem Videorekorder.

Kritisch schaute ich die Geräte an.

„Was habe ich nur mit dem Videomischpult gemacht?" - fragte ich mich.

Plötzlich erblickte ich eine kleine Schublade unter dem Videorekorder. Neugierig stand ich vom Sofa auf und ging zum Eckregal hinüber. Gespannt zog ich die Schublade und alle anderen Schubladen daneben auf und schaute hinein. Darin befanden sich Videobänder, eine ältere Videokamera, Puzzles, die noch nicht gemacht waren, und Bar-Zubehör. Auf den Videobändern waren noch Aufnahmen von meiner früheren Ehe, Urlaube und andere Dinge.

„Das ist doch genau das, was ich gesucht habe! Dokumente meines früheren Lebens und sogar in Bild und Ton!" - murmelte ich gespannt vor mir her. Ich nahm mir einen Zettel zur Hand, nahm mir einen Stift und machte mir Notizen, was ich alles in der nächsten Zeit machen wollte. Folgende Punkte waren mir dabei besonders wichtig:

1. Die Wohnung weiter erkunden mit dem gesamten Inventar
2. Das Umfeld meiner Wohnung erkunden
3. Mein Leben nachvollziehen anhand der Fotoalben und Videodokumentationen
4. Meinen Wissensstand auffrischen und lernen was das Zeug hält, um
5. In mein altes Berufsbild zurückkehren zu können

„Ob ich diese 5 Punkte jemals abarbeiten konnte?"
Ich wusste es nicht!
Es würde für mich sehr schwer werden, dessen war ich mir sicher. Nachdem ich nun meine Ziele abgesteckt hatte, begann ich mich weiter im Wohnzimmer vom Sofa aus umzuschauen. Schließlich blieb mein Blick an meiner Bar hängen. Ich schaute sie verwundert und faszinierend an.
„Wann habe ich mir diese Bar gebaut? Oder habe ich sogar diese Bar gekauft?"
Ich stand wiederum auf, um mir das Objekt näher zu betrachten. Fasziniert schaute ich mir den goldenen Schankhahn an der weißen Zapfsäule an.
„Seit wann habe ich wohl eine Zapfanlage für 30 Liter Bierfässer?"
Nun, ehrlich gesagt, war es mir auch egal, weil mir das sehr gut gefiel. Ich hatte eine Gelegenheit, frisches Bier vom Fass zu zapfen. Es kam mir vor, als wäre die Bar ganz neu gemacht worden.
„Wow, das ist ja stark!"
Neugierig betätigte ich den Zapfhahn, aber es kam leider nichts. Daraufhin machte ich die Kühlschranktür auf, um nachzusehen, ob da vielleicht doch ein Fässchen drin stand und sich vielleicht danach sehnt, endlich angezapft zu werden.

Aber weit gefehlt, gähnende Leere schlug mir ins Gesicht. Es dauerte nicht lange, bis ich mich entschloss, wenigstens diesen Zustand der Leere so schnell wie möglich zu vertreiben …

Also nahm ich mir den Zettel wieder zur Hand, auf den ich meine Ziele schrieb, und führte dort eine weitere Position auf.

„Das Holen eines 30-Liter-Weizenbierfasses von einer ansässigen Brauerei, die das beste Hefeweizen in Darmstadt braut!"

Nachdem ich mich, etwas gefrustet, auf einen Barhocker gesetzt und die Zapfsäule weiter betrachtet hatte, überlegte ich, was sich wohl im Esszimmer in dem Highboard und in den Vitrinen befand. Also stand ich von dem leise quietschenden Metallbarhocker auf und ging in Richtung Esszimmer. Als ich um die Ecke ging, blieb ich mit meinem rechten Bein an einem kleinen Schränkchen hängen, über dem eine kleine Tischdecke hing, auf dem ein Korb mit meinen Schlüsseln, Geldbörse und anderen kleine Utensilien stand.

Der Schrank hatte Rollen und konnte so leicht auf dem gefliesten Boden verschoben werden. Mein Blick wich vom Esszimmer ab und konzentrierte sich nun auf das kleine Schränkchen.

„Was da wohl drin ist?" - fragte ich mich.

Ich ging in die Hocke, schob die Tischdecke nach oben und öffnete eine – die Linke- der drei Türen. Was ich dort sah, verschlug mir die Sprache. Es waren jede Menge Musik-CDs. Nun wurde ich äußerst neugierig, welchen Musikgeschmack mein *erstes Ich* hatte.

Ich öffnete die zweite und die dritte Tür.

„Alles voller Musik-CDs!" - staunte ich nicht schlecht.

„Sogar alphanumerisch aufsteigend sortiert!" – wunderte ich mich.

Ich setzte mich auf den Fußboden und zog eine Musik-CD nach der anderen heraus. Als ich die Interpreten und die CD-Titel las, konnte ich mir gar nichts darunter vorstellen. Keine einzige Musik-CD kam mir bekannt vor. Die vielen CDs faszinierten mich so sehr, dass ich ganz vergaß, mit den Haftzetteln weiter zu machen.

Gespannt zog ich die erste Musik-CD willkürlich aus dem Schrank. Ich erwischte dabei eine CD von *Oliver Shanti* mit dem Titel *Circles of Life*. Ich nahm sie in die Hand und ging hinüber zur Schrankwand, in der sich die Musikanlage befand. Ich schaltete die Anlage ein, öffnete das CD-Fach vom CD-Player und legte die Musik-CD ein. Nachdem sich das CD-Fach wieder geschlossen hatte, drückte ich die Play-Taste und es dauerte einen kleinen Moment, bis die ersten Töne kamen. Es war ein merkwürdiges Gefühl, die Musik, entspannend und faszinierend zugleich, strahlte eine besondere Ruhe auf mich aus. Mein Gehirn nahm die Töne mit Genuss auf. In mir stieg eine beruhigende und entspannende Stimmung auf.

Ich hatte plötzlich das Gefühl, dass ich unter diesem Musikstil alle Informationen besser verarbeiten und in meinem Gedächtnis abspeichern konnte als bisher.

Ich ließ also die Musik-CD weiterlaufen und lauschte gespannt den harmonisch klingenden Tönen. Ich kam zu der Erkenntnis, dass mir diese Musik sehr gut gefiel.

„Ob alle Musik-CDs in diese Musikrichtung gehen?" – fragte ich mich neugierig.

„Nun, da habe ich ja noch einiges vor, bis ich alle Musik-CDs angehört habe! Aber die Zeit wird es weisen!" - tröstete ich mich.

Ich ging von der Anlage wieder zurück ins Esszimmer. Auch dort wollte ich erfahren, was sich in den Schränken verbarg. In den beiden Esszimmervitrinen war von außen schon zu sehen, dass da nur Gläser drin standen. Mein Augenmerk fiel jedoch auf die rechte Vitrine, da hier ungewöhnlich viele Kölschgläser in allen Größen drin standen.

„Habe ich früher Kölschbier getrunken?" - fragte ich mich unsicher und holte ein paar Gläser aus dem Schrank heraus, um sie mir näher zu betrachten. Trotz aller Kölschgläser hatte ich immer noch ein großes Bedürfnis nach einem frisch gezapften Hefeweizenbier.

Aus der Vitrine hatte ich zuerst ein schönes Gaffel-Kölschglas in der Hand mit seinem schönen goldenen Glasrand, dann ein Sion-Kölschglas und dann noch ein Dom-Kölschglas. Ich musste etwas schmunzeln, als ich ein winziges Gaffel-Kölschglas in der Hand hielt, das ein Fassungsvermögen von 0,02 Litern hatte.

„Woher hatte ich nur die ganzen Gläser?" – stellte sich mir die Frage.

Aber auch das war mir reichlich egal, da die Gläser mir sehr gut gefielen. Ich ließ also alles so stehen, wie ich es vorfand und war sogar ein wenig stolz über so viel Geschmack. Die zuvor herausgenommenen Gläser stellte ich wieder zurück in die Vitrine und ging dann weiter in den Vorraum.

Ich öffnete die Tür, sah nach oben und blieb stehen. Dort war ein großer halb fertiger Flugzeugrumpf, der schätzungsweise 2,20m lang war und auf einem dreitürigen Vorratsschrank lag.

Links daneben, zwischen Wand und Vorratsschrank, ragte ein riesiger zweitüriger Kühlschrank hervor, in den auch eine Eiswürfelmaschine eingebaut war. Auch hier staunte ich nicht schlecht und freute mich immer mehr von meinem *ersten Ich* zu erfahren. Gleich hinter dem Flugzeugrumpf ragte die Spitze eines großen Schlachtschiffes hervor, das dem ehemaligen deutschen Schlachtschiff Bismarck ähnlich sah. Auch dieses Modell war weit größer als 2 Meter. Nun wunderte mich gar nichts mehr. Meine Faszination stieg ins Unermessliche und meine Freude zugleich auch. Es war kaum zu glauben.

„Bin ich doch ein erwachsener Mann im Alter von 44 Jahren, der plötzlich wieder zum Kind wurde?"

Wie dem auch war, den Rest des Tages verbrachte ich nun an diesen beiden großen Modellen, über die ich aus dem Staunen nicht mehr herauskam.

Zur näheren Betrachtung holte ich mir eine Leiter, klappte sie auf und stellte sie unmittelbar vor den Vorratsschrank, um die Modelle herunter zu holen. Der Flugzeugrumpf war relativ leicht. Ich ergriff ihn sicher, hob ihn etwas vorsichtig an, damit das Leitwerk nicht die Decke berührte und trug ihn ins Esszimmer, um ihn auf den großen Esszimmertisch zu legen. Als ich halb auf dem Weg war, öffneten sich auf einmal die Bombenklappen.

„Wow, was habe ich denn da alles eingebaut bzw. funktionsfähig gemacht?"

Vorsichtig stellte ich den Flugzeugrumpf auf dem Tisch ab.

Ich setzte mich auf einen Stuhl daneben und inspizierte das Modell stundenlang.

„Ob ich die Tragflächen dazu auch schon gebaut hatte? Wenn ja, wo waren sie?"

Ganz aufgeregt stellte ich mich auf die Leiter, um zu sehen, ob die Tragflächen doch noch da oben lagen, aber dem war nicht so. Also drehte ich mich um 180 Grad, um auf den gegenüberstehenden Garderobenschrank zu schauen. Ich streckte mich etwas und da lagen sie. Ebenfalls halb fertig und vorbereitet für die Motorenmontage.

Es handelte sich hierbei um einen deutschen 2-motorigen strategischen Bomber, der Heinkel 177 im Maßstab 1:10.

Ich holte die Tragflächen herunter und legte sie provisorisch an den Flugzeugrumpf.

„Boah, welch ein imposantes Modell!"

Runde 3,20 Meter Spannweite misst die Heinkel 177.

Völlig fasziniert von dem Modell war ich auf einmal in einer ganz anderen Welt und vergaß alles um mich herum. Auf dem Garderobenschrank waren noch weitere Leckerbissen, wie zum Beispiel zwei maßstäbliche Nachbildungen der Flugfernlenkbomben, die beim Original an der Tragflächenunterseite montiert waren.

„Ich muss wohl sehr fleißig gewesen sein!" - murmelte ich vor mir her und war ganz erstaunt über meine Fähigkeiten. Aber auch bei meiner größten Begeisterung über diese schönen Dinge konnte ich noch immer keinen Bezug zu früher herstellen.

„Wo habe ich diese großen Modelle gebaut und mit welchen Werkzeugen?"

„Welche Maschinen habe ich und wo sind sie?"

Der Gedanke beschäftigte mich so sehr, dass ich sogar das Verlangen nach einem frisch gezapften Weizenbier verlor. Ich überlegte einen Moment und kam zu dem Schluss, dass hier auf dem Grundstück irgendwo eine Werkstatt sein musste, in der es möglich war, diese Teile fertigen und montieren zu können.

„Welche Möglichkeiten blieben denn da noch? Der Keller? Der Dachboden? Ein anderer Raum auf dem Grundstück?"

Nachdem der Dachboden zu niedrig war, um überhaupt dort stehen zu können, blieb eigentlich nur noch der Keller.

„Wo aber war er nur?"

Unter meinem Wohnzimmer war der blanke Boden, also nicht unterkellert. „War mein Keller vielleicht im Vorderhaus?"

Ich zögerte etwas und ging dann oben herum, durch die zweite Eingangstür, ins Treppenhaus. Ich irrte im Treppenhaus herum, wie ein fremder Mensch, der noch nie zuvor in diesem Haus gewesen war. Dort stand ich dann nach einer Weile vor einer Tür, die tatsächlich in den Keller führte. Ich wollte sie öffnen, aber die Tür war abgeschlossen.

„Verflucht" - murmelte ich zornig.

„Wo habe ich jetzt nur die verdammten Kellerschlüssel?" - brüllte ich. Ich ging zurück in meine Wohnung, setzte mich wieder im Wohnzimmer aufs Sofa und überlegte krampfhaft, wo wohl der Kellerschlüssel liegen könnte. Zumindest habe ich in all den Schränken und Schubladen, die ich bisher geöffnet und durchsucht habe, keine Schlüssel gefunden.

Indessen klang aus den Boxen der Musikanlage immer noch die Musik von Oliver Shanti. Einen Moment lang schloss ich meine Augen, lehnte mich zurück und lauschte den sphärischen, beruhigenden Klängen. Beim Entspannen schoss mir kurze Zeit später auf einmal ein Geistesblitz durch den Kopf.

„Der Kellerschlüssel könnte doch in dem Korb liegen, wo meine Geldbörse und die anderen Utensilien lagen?" - dachte ich mir. Wie von einer Tarantel gestochen schoss ich nach oben und ging zu dem Schränkchen mit den vielen Musik-CDs hinüber. Dort stand tatsächlich das Körbchen mit meiner Geldbörse. Ich wühlte etwas darin herum, hob ein Notizbuch hoch, und da sah ich einen zweiten Schlüsselbund liegen, an dem nicht viele Schlüssel hingen. Ich nahm ihn und ging wieder in das Treppenhaus vor die Kellertür. Als ich dort ankam, war die Tür bereits offen. Mein Vater war zwischenzeitlich in den Keller gegangen, um ein paar Getränke heraufzuholen. Ein lautes Flaschengeklirre war zu hören. Ich ging nun die Treppe herunter und stand plötzlich vor sechs separaten Kellertüren. Erstaunt schaute ich mich um. Der gesamte Keller war ein Gewölbekeller, der im Krieg als Luftschutzkeller gedient hatte und mich vom Aussehen eher an einen Weinkeller erinnerte. Schon stand ich wieder vor einem neuen Problem:

„Welcher Keller war nun meiner?"

„War überhaupt einer von diesen mir?" – flüsterte ich vor mir her. Mein Vater bekam es durch mein Flüstern mit, dass ich im Keller war und kam auf mich zugelaufen.

»Ja, Jürgen, Dein Keller ist hier unten, er ist der neben unserem.« - sprach mein Vater zu mir.

„Ah ja!" - antwortete ich und ging dort hin. An der Tür hing ein altes Hängeschloss, das gut und gerne schon 30 Jahre alt war, aber immer noch funktionierte, und ein Schild, das den Zutritt für die nur hier beschäftigten Personen gestattete.

„Dasselbe Schild hätte ich auch dort unten an die Kellertür gehängt, wenn ich es noch nicht gehabt hätte!" – murmelte ich leise vor mir her mit einem leichten Schmunzeln.

Ich suchte nun den entsprechenden Schlüssel, steckte ihn das Schloss, drehte ihn um und das Schloss sprang auf.

Gespannt entfernte ich das Bügelschloss von der Tür und schob den Riegel langsam zurück, bis ich die Tür öffnen konnte.

Die Tür war nun ganz offen. Da es stockdunkel darin war, suchte ich einen Lichtschalter. Schließlich fand ich rechts an der Wand einen Schalter und betätigte ihn. Das Licht gab dem Keller eine merkwürdig gedämpfte Stimmung.

Das Gewölbe und das Licht vermittelten mir den Eindruck, in einer anderen Zeit zurück versetzt zu sein. Was ich aber dann beim näheren Hinsehen sah, verschlug mir wiederum die Sprache.

Mein Kellerraum war zwar schmal und lang, aber es reichte vom Platz her, um darin gut arbeiten zu können.

Da war sie, auf der rechten Seite. Eine große und massive Werkbank, ca. drei Meter lang mit zwei Werkzeugkästen unter der Arbeitsplatte und einem schweren Schraubstock. Rechts neben der Werkbank war ein kleiner Tisch, auf dem eine kleine Drehmaschine stand.

Ganz fasziniert von den anderen noch vorhandenen Maschinen (Schleifmaschinen und Bohrmaschinen mit Frästischen) blieb ich stehen und war schlichtweg begeistert.

„Was wird erst für Werkzeug in den Schränken sein?"

Ungeduldig öffnete ich die beiden Türen der Werkzeugkästen. Zwei große Schubladen befanden sich jeweils darin.

„Mein Werkzeuginventar ist ja der helle Wahnsinn!" - dachte ich und konnte es noch immer nicht glauben.

In einem großen Regal - neben der Werkbank - lagen Materialien wie z. B. Holz- und Nichteisenhalbzeuge (Aluminium, Messing) in verschiedensten Formen und Größen zur Bearbeitung bereit.

„Wo habe ich das nur alles her?" - fragte ich mich und grübelte darüber nach, aber wieder konnte ich mich nicht daran erinnern.

Besonders die Werkbank sah aus als wäre sie aus einer professionellen Werkstatt gewesen. Wiederum war mir das alles egal, denn ich freute mich riesig, einen solchen Schatz gefunden zu haben.

Noch ganz benommen drehte ich mich herum und wollte gerade wieder nach oben in meine Wohnung gehen, als ich plötzlich über einen Karton stolperte. Es war ein Verpackungskarton, in dem normalerweise DIN A3 Papier zu 2500 Blatt verpackt wurde. Bei näherem Hinsehen waren es insgesamt 5 Kartons, die doch etwas unscheinbar gegenüber der Werkbank unter einer Folie standen und abgedeckt waren.

„Nanu, was wird wohl darin verpackt sein?" - fragte ich mich und schob den oberen, ersten Karton unter der Folie hervor. Als ich den Deckel abhob, traute ich meinen Augen nicht. Der Karton war gefüllt nur mit Briefen.

„Was sind denn das für Briefe?"

Als auch noch die anderen vier Kartons mit Briefen vollgestopft waren, wurde ich doch sehr neugierig. Ich nahm von dem ersten Karton ein Paket heraus. Die Päckchen wurden früher sorgfältig zu je 100 Briefen in Plastik eingeschweißt.

„Das müssten ja so um die 7000 bis 8000 Briefe sein!" - staunte ich nicht schlecht.

Auf allen Umschlägen hatte mein Name mit meiner damaligen Adresse darauf gestanden. Ich nahm ein Päckchen heraus und schaute auf den Poststempel eines Briefes. Alle Briefe wurden mir im Jahre 1980 zugestellt.

„Was war denn so Besonderes in diesem Jahr?"

Ich legte das Päckchen wieder zurück in den Karton und machte den Deckel wieder drauf. Mittlerweile knurrte mächtig mein Magen. Ich hatte großen Hunger und verließ daraufhin meinen Kellerraum. Ich sperrte die Tür wieder hinter mir zu, verließ den Keller und ging in meine Wohnung zurück in die Küche. Immer noch im Gedanken an die vielen Briefe machte ich mir nun etwas zu essen. Meine Eltern hatten zum Glück zuvor etwas meinen Kühlschrank gefüllt, sodass ich nicht hungern musste. Während des Essens kam ich zu der Erkenntnis, dass ich zwar meine Wohnung zum größten Teil erforscht hatte, aber das immer noch die Unfähigkeit vorhanden war, mir einfach nichts merken zu können. Wenn dies nicht so ein trauriger Anlass wäre, hätte ich schmunzelnd gesagt, dass meine Wohnung einer riesigen Pinnwand entsprach. Denn eine Unmenge von den gelben Haftnotizen klebte mittlerweile an den Türen, Schränken und Wänden, um überhaupt einen anfänglichen Überblick zu bekommen über mein Wohnungsinventar. Die enorme Leere in meinem Kopf und der ständige Versuch mir Dinge einzuprägen, verlangte von meinem Gehirn Höchstleistungen, welche sich in meiner Ausdauer negativ niederschlug. Nach kurzer Zeit fühlte ich mich schlapp, müde und abgekämpft, als wäre ich ausgebrannt. Ich spürte, dass ich deutliche Leistungsgrenzen hatte. Mit Schrecken musste ich nicht nur feststellen, dass meine Leistungsfähigkeit deutlich eingeschränkt war, sondern dass ich auch alle Gefühle, Empfindungen und die Liebe zu meiner damaligen Lebensgefährtin verloren hatte. Besonders schlimm war auch das Problem mit meinen Passwörtern, Kontonummern und allen anderen wichtigen Daten. Alles war aus meinem Gedächtnis weg. Nur anhand meiner Kontoauszüge konnte ich feststellen, wo ich Konten bei bestimmten Banken hatte. Mehr aber auch nicht.

„Wie soll das nur in meinem Beruf werden?"

Ob ich jemals wieder arbeiten gehen kann?"

Werde ich vielleicht schon mit 44 Jahren erwerbsunfähig?"

Welch schreckliche Gedanken gingen durch meinen Kopf, die mir schlaflose Nächte bereiteten. Plötzlich waren alle Erfolgserlebnisse, die ich in der REHA erfahren hatte, null und nichtig geworden. Es war lächerlich im Vergleich zu den Problemen, die jetzt auf mich zukamen. Umso mehr war ich nun auf die Hilfe der Ergotherapeutinnen angewiesen...

***

Die erste Ergotherapie

Ärztliche Diagnostik bei Maßnahmen der Ergotherapie
Zur Verordnung meiner ersten Ergotherapie-Maßnahme wurde eine Eingangsdiagnostik bei mir notwendig. Nachdem ich mich zuhause wieder etwas eingelebt hatte, kontaktierte ich am 06.01.2007 meinen Neurologen bezüglich einer Weiterbehandlung dieser verheerenden Zustände. Bei der Eingangsdiagnostik wurden beim Neurologen störungsbildabhängig diagnostische Maßnahmen durchgeführt unter Berücksichtigung von zeitnah erhobenen Fremdbefunden, um einen exakten Befund zu funktionellen/strukturellen Schädigungen sowie Fähigkeitsstörungen zu erhalten. Während ich ihm während der Tests in der Sprechstunde meine Probleme schilderte - zumindest so gut wie ich es wegen meinen Wortfindungsstörungen konnte – empfahl mir der Neurologe sofort die weitere Behandlung über eine ergotherapeutische ambulante Praxis. Mehrere therapierelevante Befundergebnisse waren auf dem Verordnungsvordruck angegeben. Bei Nichterreichen des individuell angestrebten Therapiezieles war eine weiterführende Diagnostik erforderlich, die maßgebend war für die ggf. notwendige Einleitung anderer ärztlicher oder rehabilitativer Maßnahmen bzw. für die mögliche Beendigung oder Fortsetzung einer Ergotherapie. Mein Neurologe überwies mich also an die Ergotherapie-Praxis, bei der ich ja bereits einen Termin hatte. Erwartungsvoll begann ich am 12. Februar 2007 die erste Ergotherapie. Bei der ersten Sitzung wurden Tests gemacht, um zu beurteilen wo meine Defizite lagen. Nachdem die Defizite erkannt worden waren, begann eine gezielte Therapie bezüglich Konzentrations-, Gedächtnisstörungen und räumliches Vorstellungsvermögen. Zweimal in der Woche sollte ich die Behandlungstermine in der Ergotherapie-Praxis wahrnehmen...

Am 14. Februar 2007 begann die zweite Therapiesitzung. Gespannt und voller Elan verfolgte ich die Therapie und die jeweiligen Übungen, die mich wieder soweit herstellen sollten, damit ich wieder aktiv an meinem Berufsleben teilnehmen konnte.

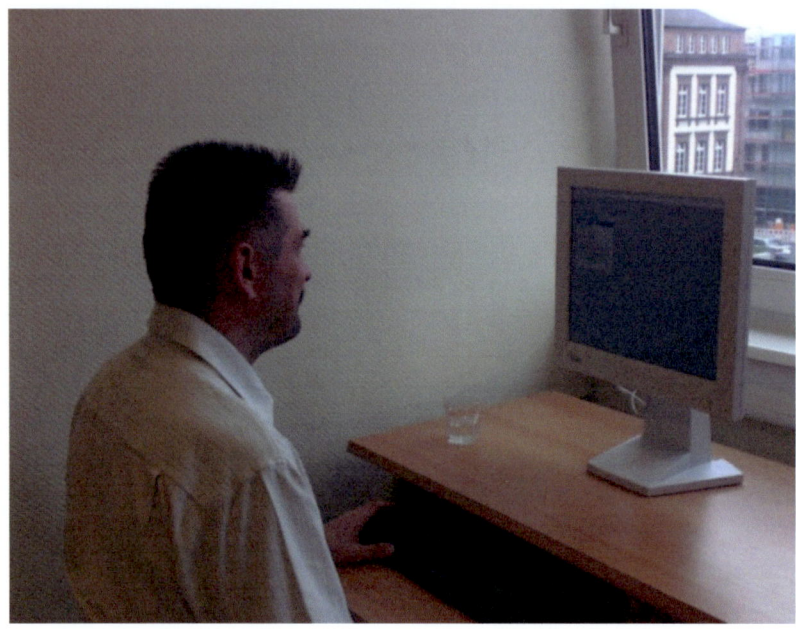

Während der Therapiephase wurde ich von 3 sehr netten Ergotherapeutinnen betreut, die sich mit mir sehr intensiv beschäftigten, um meine Defizite so schnell wie möglich zu beheben. Als Therapieergänzung und zum Üben für Zuhause kaufte ich mir in Ihrer Praxis ein Therapiebuch, das gezielte Übungen für meine Konzentration und meine kognitiven Leistungsschwächen enthielt. Dieses Therapiebuch war dazu gedacht, dass ich mich zwischen den Therapietagen damit zuhause beschäftigen konnte. Die Lösungen wurden dann in der darauf folgenden Sitzung durchgesprochen und bewertet. Zum größten Teil wurden die entsprechenden Übungen für mein Gedächtnis und die Konzentration am PC-Bildschirm gemacht mittels eines speziellen ergotherapeutischen Übungsprogramms, das es leider nicht öffentlich zu erwerben gab. Jedoch gab es andere sehr hilfreiche Alternativen. Unterstützend wollte ich noch für Zuhause ein Gehirntrainingsprogramm kaufen, was aber durch die große Vielfalt nicht so einfach war. Meine Überlegung hierzu war, welche Hardwareplattform ich verwenden sollte. Zum einen ist da mein PC, den ich aber im Moment kaum bedienen konnte. Zum anderen war da mein alter Gameboy. Eine andere Alternative bot noch mein supermodernes Mobilfunktelefon mit Navigationssystem, für das es auch eine entsprechende Software gab. Mit Hilfe meiner wenigen noch gebliebenen Freunde schaute und recherchierte ich im Internet nach geeigneten Gehirntrainingsprogrammen. Letztendlich entschied ich mich für eine Software für meinen Nokia Communicator E90, da ich zum einen unabhängig war und ich zum anderen diesen immer bei mir hatte. Ich lud mir also das Programm herunter und installierte es. Sofort probierte ich es aus und war begeistert über diese Vielfalt und das mit mehreren Schwierigkeitsgraden ausgestattete Programm. Jedesmal wenn ich ein Level schaffte, öffnete sich ein neuer Bereich. Dieses kleine und sehr günstige Programm, das ich oft zusätzlich zur Ergotherapie benutzte, hat mir sehr geholfen. Nach 3 Monaten war ich nun zumindest wieder soweit hergestellt, dass ich wieder teilweise voll in mein Berufsleben einsteigen konnte. Leider bestand trotz der intensiven Behandlung immer noch ein Teil von Defiziten, die sich in etwas mehr als einem Jahr wieder verstärken sollten. Während der ergotherapeutischen Behandlung versuchte ich zusätzlich krampfhaft meine Kenntnisse am PC wiederzuerlangen. Es war ein Kampf, den ich mir so nicht vorstellte. Da ich alles wieder von vorne erlernen musste, dauerte es entsprechend, bis ich wieder einigermaßen mit dem Computer umgehen konnte. Für mich war das anfängliche Lernen mit dem Internet sehr wichtig, da ich unbedingt damit umgehen können wollte. Ich hatte so viele unbeantwortete Fragen, deren Antworten ich über das Internet zu finden hoffte. Nachdem ich die erste Ergotherapie absolviert hatte, sollte ich nun wieder ins aktive Berufsleben eintreten.

***

Der Wiedereinstieg ins Berufsleben

Die Wiedereingliederung

Am 01.04.2007 erfolgte die Wiedereingliederung in mein altes Berufsleben. Mit meinem Neurologen und den zuständigen Stellen im Unternehmen wurde ein stufenweiser Wiedereingliederungsplan erstellt, der wie folgt aussah:

- Die ersten 2 Wochen mit je 4 Stunden täglicher Arbeitszeit.
- Die dritte und vierte Woche mit je 6 Stunden Arbeitszeit und
- Ab der 5. Woche dann wieder zur Vollzeit.

Nachdem die Wiedereingliederungsphase vorüber war und ich wieder voll im Arbeitsprozess stand, hatte ich immer noch Schwierigkeiten mit dem Umfeld, den Anwendungsprogrammen und den gesamten Arbeitsabläufen gehabt. Rund ein viertel Jahr später habe ich mich dann wieder soweit eingearbeitet, damit ich mein Tätigkeitsfeld fast vollwertig und leistungsmäßig erfüllen konnte. Zumindest dachte ich das damals. Rund 15 Monate später nach dem Schlaganfall, mittlerweile voll im Berufsleben stehend, stellten sich doch ernstzunehmende Verschlechterungen meines Gesundheitszustandes ein. Es waren wieder verheerende Leistungsdefizite meines Gedächtnisses und meiner Merkfähigkeit eingetreten. Des Weiteren verstärkten sich auch meine Wortfindungsstörungen. Meine beruflichen Tätigkeiten, die ich zu diesem Zeitpunkt ausübte, verlangten einen hundertprozentigen Anspruch auf meine kognitiven Leistungsfähigkeiten, welche sich mit einer sensorischen Aphasie anfänglich sehr schwierig erwies.

Spätfolgen des Schlaganfalles?

Plötzlich wurde ich mit Problemen konfrontiert, die ich vorher nicht hatte. Fehlende Begriffe, die ich zum präzisen Beschreiben von Vorgängen brauchte, wie zum Beispiel bei der Erstellung von technischen Dokumentationen, Verfahrensanweisungen und Schulungsunterlagen, musste ich nachschlagen, was den Zeitaufwand und die Fehlerquote drastisch erhöhte. Bei der Sprache versuchte ich durch Umschreibungen die fehlenden Begriffe zu kompensieren. Dies war bei der Sprache schwerwiegender als beim Schreiben. Die Verarbeitungszeit in meinem Gehirn war hierbei um ein vielfaches höher. Ebenso stark ausgeprägt waren meine Störungen des Gedächtnisses bzw. meiner Merkfähigkeit. Nachdem ich diese „Symptome" bei mir intensiv feststellte, musste ich erneut in fachärztliche Behandlung, da sich das mittlerweile entscheidend auf meine Arbeitsqualität auswirkte. Hier wurde ich jedoch unerwartet eines besseren belehrt. Mein damaliger Neurologe deklassierte mich als Simulant, mit der Aussage, ich würde mir das alles nur einbilden. Da ich noch viel zu jung war und noch weiterhin aktiv am Berufsleben teilnehmen wollte, ergriff ich wieder in Eigeninitiative andere Schritte. Ich setzte mich also Zuhause an den PC und recherchierte, welche Möglichkeiten es gab. Schnell erkannte ich mehrere Möglichkeiten. Ich setzte mich mit Selbsthilfegruppen in Verbindung, kontaktierte Fachkliniken, setzte mich mit anderen Betroffenen in einem Schlaganfall-Forum zum Erfahrungsaustausch auseinander. Ferner kontaktierte ich ein Beratungsbüro für Schädel-Hirnverletzte in Darmstadt, um endlich weitere Schritte der Behebung meiner Defizite unternehmen zu können. Dass man heutzutage als Kassenpatient dank der Gesundheitsreform solche Erfahrungen machen muss ist schon sehr bedenklich. Jedoch gebe ich nicht die Hoffnung auf, doch noch kompetente Fachärzte oder Institutionen zu finden, die mir bei dieser Problematik helfen und mich unterstützen. Warten wir also ab wie es weiter geht…

***

Meine Hobbys

In jungen Jahren begann ich mit dem Plastikmodellbau. Flugzeuge, Schiffe und Fahrzeuge waren damals meine Favoriten. Natürlich konnte ich nur Bausätze kaufen, die sich im Rahmen meines damaligen Taschengeldbudgets befanden. Meistens aber überschritt ich diese Budget, welches mir meine Eltern gerne etwas erweiterten. Nachdem ich mich 1976 vier Jahre lang in Selbstverteidigung sportlich engagierte, kam dann doch ein entscheidender Interessenwechsel. Es war die Zeit der Mädels gekommen. Rund fünf Jahre später lernte ich meine damalige Ehefrau kennen. Das ist aber eine ganz andere Geschichte, auf die ich hier jetzt nicht näher eingehen möchte. Einige Jahre später - ich war mittlerweile verheiratet - kam das Interesse nach Modellbau bei mir wieder auf. Diesmal aber sollten es Großmodelle mit Fernlenkfunktionen sein. Als erstes begann ich das Schlachtschiff Bismarck zu bauen im Maßstab 1:100 (L=2,51m). Runde 3 Jahre Bauzeit verbrachte ich damit und es ist immer noch nicht fertig.

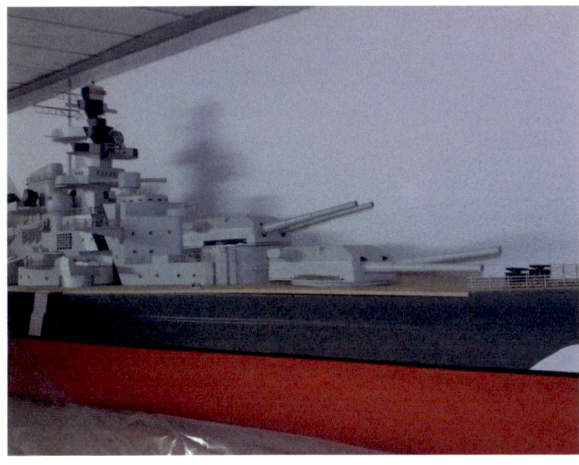

Abb.: Schlachtschiff Bismarck

Ein Jahr später wollte ich einmal etwas anderes machen und begann mit dem Flugzeugmodellbau. Natürlich sollte es auch hier etwas großes und besonderes sein. Mir fiel ein Bauplan des deutschen strategischen Bombers im zweiten Weltkrieg im Maßstab 1:10 in die Hände. Es handelte sich um die viermotorigen Heinkel 177, deren Motoren in zwei Triebwerksgondeln angeordnet waren. Eine, für die damalige Zeit, bewundernswerte Konstruktion. Runde 3,20 m Spannweite und 2,20 m Rumpflänge sollte das fertige Modell haben, also ganz nach meinem Geschmack. Bislang fertigte ich den Rumpf, die Tragflächen, das Höhen und Seitenleitwerk, aber zum Erstflug kam es bis heute nicht.

Welche Hobbys habe ich heute?

Im Rahmen meiner beruflichen Laufbahn als Maschinenbaukonstrukteur entwickelte und modifizierte ich voll funktionsfähige Schussaggregate für die 38 cm Hauptgeschütztürme meines früher gebauten Schlacht-

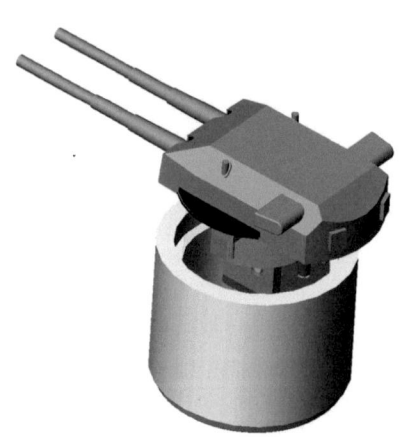

schiffmodells Bismarck. Jeder Geschützturm war mit einem 10-Schuß-Magazin mit Kaliber 9 mm Platzpatronen ausgestattet. Diese machten ordentlich Lärm und Rauch, welches dem Original maßstäblich sehr nahe kam. Bei 4 Geschütztürmen zu je 10 Schuss waren immerhin 40 Schuss getrennt voneinander möglich. Die Materialien der Schussaggregate wurden größtenteils nur aus Aluminium bestehend gefertigt. Natürlich ließ ich das Schiff schon mehrmals in einem größeren Gewässer fahren. Die Konstruktion mit dem 3D-CAD-Programm ermöglichte mir zuhause das Üben für die professionelle Anwendung in meinem Unternehmen. Sehr schnell merkte ich aber, dass ich durch diese Konstruktionsarbeiten schnell an meine Leistungsgrenzen kam. Zumal ich zuhause nicht unter Zeit- und Termindruck stand. Nachdem die Konstruktion der Schussaggregate abgeschlossen war, nahm ich mir zu einem späteren Zeitpunkt ein neues Projekt vor. Ich modellierte den Marinefährprahm MEP1943 als 3D- CAD-Modell im Maßstab 1:35, um Zeichnungen und Stücklisten zum Bau des Modells abzuleiten. Natürlich waren in der Konstruktion viele Sonderfunktionen enthalten, wie z.B. das Beleuchten des Suchscheinwerfers und der Bullaugen, das Öffnen und Schließen der Laderampe, um meinen ferngesteuerten Königstiger (M1:35) herausfahren zu lassen und noch viele andere Funktionen mehr. Ich modellierte die Flakgeschütze (8,8 cm und 2 cm Flugabwehrkanonen, die Aufbauten, die Antriebsmotoren, die Akkus und alle anderen Schiffsbauteile und Zubehör im Maßstab 1:35.

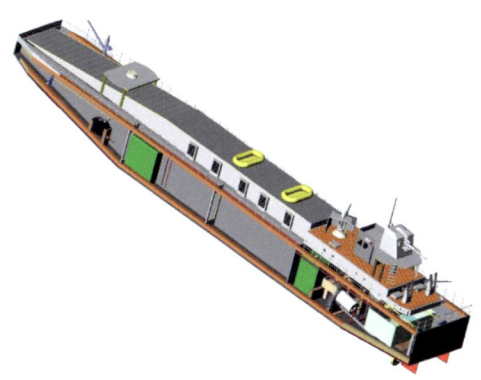

Bei der Rumpfkonstruktion konnte ich so schon den idealen Schwerpunkt durch das genaue Positionieren der einzelnen Komponenten ermitteln.

Abb.: Marinefährprahm MEP1943

Die korrekte Lagepositionen der Fahrakku's, die elektronischen Schaltanlagen und Steuerungen, die Positionen der Ruderservo's und andere Komponenten konnte ich so genau festlegen. Ich tobte mich also ordentlich aus, um meine Ideen konstruktiv umzusetzen. Mein

Ideenvorrat war schier unerschöpflich. Was also eignete sich zum Üben für meinen Beruf besser, als die Konstruktion von funktionalen Großmodellen?

Die besten Voraussetzungen zum Üben, Üben, Üben. Mittlerweile hat meine Aktivität des Konstruierens im Modellbau etwas nachgelassen, da dadurch immer noch meine Leistungsfähigkeit sehr stark überfordert wurde.

***

Wie geht es mir jetzt?

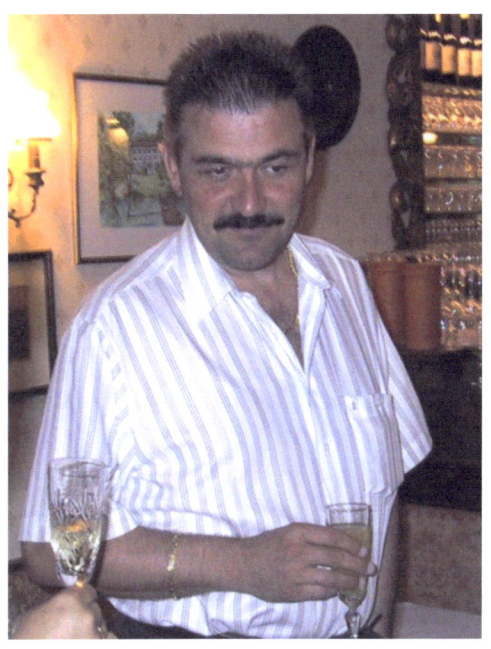

Im Nachhinein und trotz meiner bisherigen Genesungsfortschritte kann ich nur sagen, dass es mir im Verhältnis zu anderen Betroffenen, die sich durch einen Schlaganfall mit weitaus schlimmeren Folgen auseinander setzen müssen „sehr gut" geht. Betroffene, die zum Beispiel motorische Störungen oder Halbseitenlähmungen erlitten haben, sind plötzlich und ungewollt auf Hilfsmittel angewiesen, mit denen sie vorher nie zu tun hatten. Dass es bei mir nach meinem schweren Schicksalsschlag so glimpflich ausging, trotz starker, kognitiver Defizite, war für mich ein Grund zu feiern. Schnell konnte ich mich nach der Wiedereingliederung wieder in den Arbeitsprozess einfügen. Fast euphorisch stürzte ich mich in mein damaliges Arbeitsumfeld, um schnellst möglichst voll einsetzbar zu sein. Ich fühlte mich wie neu geboren. Alle anfänglichen Hürden, die in meinem Kopf vorhanden waren, wurden durch die damalige Lysetherapie in der Stroke-Unit bereinigt. Mein Gefühl, wieder Höchstleistungen im Unternehmen aufbringen zu können, beflügelte mich ungemein. Ich arbeitete 10 Stunden am Tag und mehr. Sogar an Wochenenden setzte ich mich für mein Unternehmen ein, da es für mich eine Art „Wiedergeburt" war. Dies tat ich gut ein Jahr lang. Immer größer wurden die Projekte, die mir zugetragen wurden, die ich hochmotiviert und voller Tatendrang erledigte. Durch den frühzeitigen und etwas energischen Wiedereinstieg in mein Berufsleben sollte sich in meinem Leben etwas ergeben, mit dem ich nie gerechnet hätte. Plötzlich stellten sich bei mir wieder ernstzunehmende kognitive Verschlechterungen ein, sodass ich gezwungenermaßen erneute Initiativen zur Verbesserung meines Zustandes ergreifen musste. Der erste Schritt, den ich unternahm, war das Aufsuchen eines neuen Neurologen, der mich bei meiner Problematik unterstützen und helfen sollte. Nachdem mich mein vorhergehender Neurologe nicht so ernst nahm, kam ich zu diesem Schritt. Schließlich fand ich einen sehr kompetenten Neurologen, der sich meiner Problematik intensiv annahm. Zu meinem Erstaunen machte er sofort ein EEG und Tests, ob die Einschränkungen depressiven oder organischem Ursprungs waren. Hierbei wurde festgestellt, dass man einen depressiven Ursprung sicher ausschließen konnte, worüber ich sehr froh war. Zumindest wusste ich jetzt, dass man dieses Krankheitsbild ausschließen konnte und es andere Ursachen haben musste. Die festgestellten Leistungsdefizite waren nun der Anlass, eine weitere Ergotherapie zu verordnen in der Hoffnung auf Besserung. In diesem Behandlungsschritt sollte nun festgestellt werden, inwieweit meine Einschränkungen vorhanden waren und deren Behandlungsmöglichkeiten bzw. Beseitigungen zu ermöglichen. So nahm ich also den Kontakt mit der früheren Ergotherapie-Praxis wieder auf, um meine zweite Ergotherapie zu beginnen…

*

Der Krieg im Kopf oder wenn man sich selbst verliert

Abgesehen von meinen Problemen in der Arbeitswelt, wo ich wegen meiner kognitiven Leistungsschwächen fast nicht mehr meine berufliche Tätigkeit ausüben konnte, wurde es auch besonders auffällig in meinem Privatleben. Nicht nur meine Gedächtnis und Merkfähigkeitsprobleme verstärkten sich enorm, sondern auch meine Fähigkeit, mich auf bestimmte Dialoge, Aufgaben oder Arbeitsabläufe zu konzentrieren. Das Schlimme für mich war, dass ich immer noch keinerlei Bezug zu meinem früheren Leben hatte…

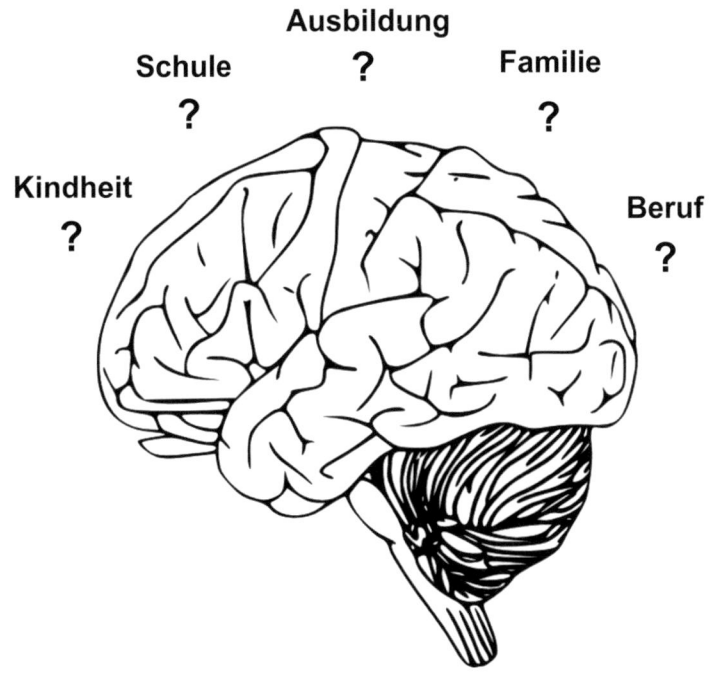

Bei Gesellschaftsspielen, die zum Beispiel auf das Allgemeinwissen zielten, oder solche, bei denen man sich Dinge merken musste (Memory), hatte ich immense Schwierigkeiten gehabt und war nicht in der Lage, daran teilzunehmen ohne mich zu blamieren. Wenn man dann dabei feststellen musste, dass der eigene Wissensschatz oder auch die Merk- und Konzentrationsfähigkeit dem Niveau eines einjährigen Kindes entsprach, war das ganz schön deprimierend. Abgesehen davon, mit welchen Problemen man sich in der täglichen Lebenssituation noch auseinander setzen musste, wurden diese Probleme für mich ein täglicher Krieg mit mehreren Fronten. Ein besonderer Fall war die sprachliche Kommunikation mit Freunden, Angehörigen oder Mitmenschen. Da mein vorhergehendes Wissen nicht mehr vorhanden war (Fachwissen, zweite Fremdsprache, Allgemeinwissen und Lebenserfahrungen), konnte ich sehr schlecht irgendwelche Behauptungen oder Vereinbarungen, die ich vor meinem Schlaganfall mündlich getroffen hatte, bestätigen. Dadurch wurde meine eigene Verunsicherung sehr groß. Ich war den Aussagen anderer hilflos ausgeliefert. Als ein weiteres Schlachtfeld im Krieg in meinem Kopf konnte man die eigene Unsicherheit betrachten.

„Habe ich jetzt das gesagt, was ich gedacht habe?"

„Warum reagieren die Angehörigen auf einmal so merkwürdig?"

„War das die richtige Antwort zu der gestellten Frage?"

„Habe ich vielleicht Alzheimer oder war es doch schon Demenz?"

Völlig verängstigt stellte man sich diese Fragen. Daraus resultierend wurde ich zunehmend unsicher in meinem ganzen Verhalten und meinen Äußerungen. Ich zog mich zurück, schwieg, war still in der Gesellschaft, um doch nichts Falsches zu sagen. Die Gefahr sich vor den gesunden Menschen zu blamieren, war für mich zu groß geworden. Das Schlimmste an der ganzen Sache aber war das Unverständnis meiner Angehörigen…

Das Unverständnis der Angehörigen

Mein Zustand wurde von den meisten Angehörigen, Freunden und Arbeitskollegen nicht erkannt, sondern teilweise noch unbewusst verstärkt. Dies wurde durch verletzende Kommentare erreicht, sodass es zu großen Missverständnissen und Spannungen untereinander kam. Auch meine damalige Lebensgefährtin und ihre Tochter konnten anfänglich mit meinem Krieg im Kopf nicht umgehen.

„Wenn ich schon innerliche Schlachten führte und die Fronten nicht klären konnte, wie sollte ich das erst von meinen Angehörigen verlangen können?" – war mein Gedanke. Meine glückliche Beziehung mit meiner damaligen Lebensgefährtin und ihrer Tochter wurde plötzlich auf eine harte Probe gestellt.

Schnell wurde ich durch meinen Gedächtnisverlust und meine „unsichtbaren Behinderungen" abgestempelt als Idiot, als dummer Mensch, der nichts mehr wusste oder sogar als sexuell desinteressierter Mensch, der keine Lust mehr hatte.

„Wie sollte das alles auch wieder sofort funktionieren?"

Während in meinem Kopf ein unvorstellbar heftiger Krieg herrschte, hatte ich das Problem, erst einmal wieder mit mir selbst klar zu kommen. Zu mir selbst zu finden, war mein primäres Ziel. Die Kriegsfronten klären und eine Armee aufzustellen, die im Inneren meines Seins für mich kämpfte. Letztendlich kam ich zur Erkenntnis, dass solche Aussagen von den Angehörigen von Unwissenheit und teilweiser Hilflosigkeit zeugten. Besonders tragisch waren die Erlebnisse anderer, gesunden Menschen, die mich als Schlaganfallbetroffenen in meiner Eigenschaft durch ihre Besserwisserei ebenfalls als dummen Mensch deklassiert hatten. Sie meinten, sie müssten mir alles erklären, wobei ich doch unter anderem nur Probleme mit der Wortfindung und mit einer längeren Sprachverarbeitungszeit in meinem Gehirn hatte.

„Musste das denn sein?" – fragte ich mich.

„Warum verstehen mich die Angehörigen nicht?"

„Muss man wirklich erst selbst die Erfahrung machen und einen Schlaganfall bekommen, bevor man sich in die Situation der Betroffenen versetzten konnte?"

Nach meinen bisherigen und persönlichen Erlebnissen schien es wohl so zu sein. Die ernüchternde Erkenntnis über die nicht vollwertige Einsetzbarkeit meinerseits, so wie es vor meinem Schlaganfall war, wurde für mich eine enorme seelische Belastung. Habe ich doch noch so viel im Leben erreichen wollen. So viele Ziele und Pläne wollte ich noch realisieren, die nun schlagartig zunichte gemacht wurden. Meine kognitiven Einschränkungen erwiesen sich mittlerweile als so stark, dass ich meine bisherige Tätigkeit an meinem Arbeitsplatz aufgeben musste. Für mich war das eine Katastrophe, zumal mein Arbeitsumfeld, die Arbeitsaufgaben und das Tätigkeitsfeld meiner höchsten Motivation entsprachen. Durch diese hohen psychischen und negativen Belastungen litt letztendlich auch die Beziehung in der Partnerschaft. Das Verlangen nach Zärtlichkeit schwand durch das ständige Auf und Ab und die seelischen Verletzungen. Ein entscheidender Faktor war auch, dass ich nach der Entlassung aus der medizinischen Versorgung niemanden mehr erkannte. Alle Menschen, die bisher in meinem Leben erschienen waren, egal welcher Art, erkannte ich nicht mehr. Es waren plötzlich alles fremde Menschen für mich. Aber anstatt der Ursache auf den Grund zu gehen oder mich bei meiner Bewältigung zu unterstützen, wurde zum Teil aus Unverständnis noch mehr Druck auf mich ausgeübt. Als Ausweg sah ich nur noch einen völligen Rückzug in eine kleine eigene Welt, in der ich meinen Frieden fand. Das führte dazu, dass ich mich in einer Spirale befand, die sich stetig nach unten bewegte. Immer weiter entfernt wirkte das Licht, das zum Ausgang führte und nach dem ich sehnsüchtig greifen wollte...

In diesen Lebensphasen musste ich bisher noch nicht erlebte Seelenqualen durchstehen. All diese schweren Ereignisse und

Kriege in meinem Kopf waren aber für mich dennoch kein Grund, meinen Kopf in den Sand zu stecken oder in eine depressive Phase zu verfallen. Im Gegenteil, ich befand mich mitten drin, im Kampf meines Lebens, wieder so zu werden wie ich vorher war, wenngleich die Aussichten darauf sehr gering, aber dafür mein Ehrgeiz umso größer war. Unterstützend für mich war meine Erfahrung - auch wenn ich Einschränkungen hatte - dass das Leben eine wunderschöne Sache war. Von nun an genoss ich es in vollen Zügen. Um die Problematik mit den Angehörigen zu beheben, musste wieder ein harmonisches und verständnisvolles „Miteinander" hergestellt werden. Dies konnte ich aber nur mit professioneller Hilfe erreichen. Unter anderem erfuhr ich große Unterstützung durch die Teilnahme an der Selbsthilfegruppe, die ich es erst kürzlich besuchte. Selbige Erfahrungen machten auch die anderen Mitglieder in der Selbsthilfegruppe, deren Tipps und Hinweise für mich sehr hilfreich und wertvoll waren.

***

Die zweite Ergotherapie

Die zweite Maßnahme der Ergotherapie diente der Wiederherstellung, Entwicklung, Verbesserung, Erhaltung und Kompensation meiner krankheitsbedingt gestörten sensorischen, psychischen und kognitiven Funktionen und Fähigkeiten. Sie bediente sich komplexer aktivierender und handlungsorientierter Methoden und Verfahren, unter Einsatz von ausgerichtetem Übungsmaterial, funktionellen, spielerischen, handwerklichen und gestalterischen Techniken sowie lebenspraktischen Übungen. Sie umfasste auch Beratungen zur Arbeitsplatz, Wohnraum- und einer Umfeld Anpassung.

Zwischen folgenden Behandlungsmaßnahmen unterscheidet man in der Ergotherapie:

- Motorisch-funktionelle Behandlung
- Sensomotorisch-perzeptive Behandlung
- **Hirnleistungstraining / neuropsychologisch orientierte Behandlung**
- Psychisch-funktionelle Behandlung
- Therapieergänzende Maßnahmen

Schnell wurde klar, dass mein Behandlungsfeld im Bereich *Hirnleistungstraining / neuropsychologisch orientierte Behandlung* angesiedelt war. Diese Behandlung diente der gezielten Therapie meiner krankheitsbedingten Störungen der neuropsychologischen Hirnfunktionen, insbesondere der kognitiven Störungen und der daraus resultierenden Fähigkeitsstörungen. Sie umfasste die Maßnahmen zur Verbesserung meiner kognitiven Störungen wie Konzentration, Merkfähigkeit, Aufmerksamkeit, Orientierung, Gedächtnis sowie Handlungsplanung und Problemlösung, Erlangen der Grundarbeitsfähigkeiten. Ebenso sollte damit die Verbesserung meiner eigenständigen Lebensführung, auch unter Einbeziehung technischer Hilfen erreicht werden. Die neuropsychologisch orientierte Behandlung und das Hirnleistungstraining wurde bei mir ausschließlich als Einzeltherapie verordnet.

Es kam also der Tag, an dem ich wieder in der selbigen Ergotherapie-Praxis anrief. Mein Name war noch gut bekannt aus der ersten Behandlungsphase, die ich dort hatte. Verwundert reagierte man dort bezüglich meines schlechten Leistungszustandes. Ich bekam meinen ersten Vorstellungstermin am 06.05.2008 zugesprochen. Damit ich mit der Situation besser umgehen und den Therapeutinnen eine bessere Eigenanamnese geben konnte, verfasste ich einen Bericht über meinen gesamten Genesungsprozess, der mit dem Schlaganfall zu tun hatte, besonders jedoch über meine kognitiven Leistungsdefizite, die in der letzten Zeit massiv auftraten. Verglichen mit dem vor ca. 1 1/2 Jahren zurückliegenden Ergebnissen der ersten Ergotherapie war eine deutliche Verschlechterung zu erkennen. Die Hauptprobleme waren die Speicherung und Verarbeitung von einfachen und komplexen Inhalten, die akustisch aufgenommen wurden. Meine visuelle Verarbeitungsfähigkeit sowie meine Fähigkeit des logischen Denkens waren dagegen nicht gestört.

Geblieben sind nach wie vor meine Schwächen des Gedächtnisses, mathematische Berechnungen sowie das didaktische Verfassen von Dokumenten, Anweisungen und Richtlinien. Daraus ergab sich die Notwendigkeit, neu zu lernende Inhalte wie z.B. der Umgang mit dem PC in sehr kleine Einheiten aufzuteilen und dem jeweiligen Leistungsstand entsprechend zu adaptieren. In Alltagssituationen wie z.B. beim Einkaufen war zusätzlich durch die sensorisch aphasische Störung, die sich nicht immer von den amnestischen Defiziten trennen lässt, beeinträchtigt. Gerade in meinem Beruf wirkten sich die kognitiven Störungen verheerend aus.

Beim Erstgespräch mit der Therapeutin in Bezug auf meine Behandlung hatte ich eingehendst meine Vermutung in Bezug auf meine sensorisch aphasisch oder amnestisch aphasische Störungen geäußert. Aufmerksam hörte sie mir zu und notierte sich Stichpunkte auf ihrem Block. Nach ein paar kurzen Tests konnte sich die Therapeutin ein Behandlungsprofil von mir erstellen, das meine Vermutung bestätigte. Als nächstes wurde für mich ein Therapieplan erstellt, indem die Anwendungen und Übungen aufgeführt waren. Wie bei meiner ersten Ergotherapie sollte ich auch diesmal für den Zeitraum von drei Monaten zweimal in der Woche zur ambulanten Therapie erscheinen. Eine schwere Aufgabe sollte für die Therapeutinnen zukommen, denn:

- Bei der **Sensorischen Aphasie** auch Wernicke Aphasie genannt, kann der Betroffene sprechen, auch viel, aber das Sprachverständnis ist gestört oder verloren. D.h. er versteht sich selbst nicht. Der Betroffene möchte also etwas erzählen, aber es kommt etwas ganz anderes heraus das ihm bewusst ist.

- Bei der **Amnestischen Aphasie** leidet der Betroffene unter Wortfindungsstörungen. Er leidet darunter, ist schier verzweifelt. Er weiß genau, was er sagen möchte – es liegt ihm förmlich auf der Zunge – aber er bekommt nichts heraus. Ihm bleibt nur die Möglichkeit, den Gegenstand zu umschreiben.

Bleibt also die Frage offen, welcher Ursache ich meinen Gedächtnisverlust zu verdanken hatte. Sind das doch die Folgeerscheinungen meiner Hirnblutung?

So war es mir zu Beispiel nicht möglich, ohne Einkaufszettel einkaufen gehen, da sich bei mir nicht mal vier Gegenstände in das Gedächtnis einprägen ließen. Ausgehend von der mich behandelnden Ergotherapeutin wurde ein kognitives Training am PC mit dem bewussten Gebrauch der vorhandenen Fähigkeiten verbunden.

Cogpack, das neuropsychologische Therapieprogramm

Meine hauptsächliche Behandlung während der Ergotherapie wurde mit diesem computergestützten Hirnleistungstherapieprogramm und analog dazu akustischen Übungen für das Gedächtnis ausgeführt. Nachdem die vorher stattfindende neuropsychologisch orientierte Befunderhebung erfolgte, musste ich erst einmal alle Kategorien des Therapieprogramms durcharbeiten. Diese waren:

- Visumotorik - Koordination von visueller Wahrnehmung und Bewegungsapparat. (Bewegungsfigur mit Maus führen, verfolgen, markieren; Strecken oder Torten teilen, Figur reproduzieren, spiegeln, Springball.
- Vigilanz - Daueraufmerksamkeit, Auffassung und Reaktion. Suchaufgaben diverser Komplexität, Sterntaler fangen, Tastendruck auf Zeichenfolgen, Fließbandsimulation.
- Sprachliche Übungen - Text mit Abfrage zum Inhalt, Autor-Zitat- / Gedicht-Titel- Zuordnung, Worte und Silben ordnen, Anagramme, Begriffsfelder, Vokabeln.
- Mnestik – Gedächtnisstörung. Wortserien, Bilder und deren Labels, Muster, Zeichen, Adressen, Routen, bewegte Szenen erinnern, diverse Recall- und Wiederholmodi.
- Zahlen und Logik - Kopfrechnen, Textaufgaben, Geometrie, Mengen schätzen, Vergleiche einfach und schlussfolgernd, Blöcke ergänzen, Reihe fortsetzen, Punkte regelhaft verbinden.
- Alltag, Können, Wissen, Orientierung - Orientierung rund um das jeweilige Datum, Uhr, Himmelsrichtung,

Geographie, Geld, Verkehrszeichen, Kfz-Kennzeichen, Abkürzungen, PC-Tastatur, etc.

- Spezielles - Lage dreidimensional, Farbe-Wort, Labyrinthe, Note-Ton, Meinungen einschätzen.

Dabei zeigten sich bei mir relativ rasch deutliche Ermüdungs- und Erschöpfungstendenzen, die ihre Ursache durch das Ausführen verschiedener Übungen hatten. Das Programm protokollierte automatisch und differenzierte alle Leistungen und Ergebnisse, die ich während den Übungen erreichte. So war jederzeit eine Kontrolle über den Therapie-Erfolg möglich. Es bestand auch die Möglichkeit, das Therapieprogramm über ein Rezept vom Neurologen für das selbständige Üben für Zuhause zu bekommen. Die Behandlungstherapien in der Ergotherapie-Praxis reichte jedoch für mich – in Bezug meines möglichen Leistungsvermögens - voll und ganz aus. Die gedankliche, bildliche Vorstellung von Gegenständen, um sie hinterher aus dem Gedächtnis wiedergeben zu können, erforderte von mir sehr viel Anstrengung. Hier konnte ich mir teilweise, wie bereits oben erwähnt, nur 4 von 12 aufgezählte Begriffe vorübergehend merken. Bleibt also abzuwarten, ob und wie viel Besserung mir die zweite Ergotherapie für mich bringt. Zumindest bin ich frohen Mutes, voller Hoffnung und setze mein volles Vertrauen in diese Therapie.

***

Die Homepage

Die Idee meine Geschichte zu veröffentlichen

Beim Erstellen des Berichtes für die zweite Ergotherapie wunderte ich mich, dass doch so viele Seiten zusammen kamen. Als ich mit dem Entwurf fertig war, ging in mir plötzlich ein Licht auf. Plötzlich kam mir die Idee, eine Homepage zu erstellen und darin meine Geschichte der Öffentlichkeit publik zu machen. Zum einen dachte ich mir, vielleicht lernst du dadurch Betroffene oder gleich gesinnte Menschen kennen, die ein gleiches Schicksal erleiden mussten, um mit ihnen meine Erfahrungen auszutauschen, oder um selbst zu erfahren, welche Therapien oder Behandlungsmöglichkeiten es noch gibt.

Zum anderen wollte ich mit meinen persönlichen Erfahrungen anderen Betroffenen Mut und Zuspruch geben, nicht den Kopf in den Sand zu stecken. Denn diesen Zuspruch habe ich selbst durch andere Betroffene und meinen noch wenig verbleibenden Freunden sowie Angehörigen am eigenen Leib erfahren dürfen, was mir letztendlich sehr gut tat.

Anderen Betroffenen dadurch Hoffnung zu schenken, dass das Leben auch mit Einschränkungen lebenswert und schön sein kann, war mein Ziel. Sie gaben und geben mir noch heute sehr viel Hoffnung, Mut und Verständnis. Wenn Sie sich meine Homepage anschauen möchten, so können Sie dies unter der Domain:

http://www.juergenkammerl.de

sehr gerne tun. Über Gästebucheinträge oder Kontaktaufnahmen zum Erfahrungsaustausch würde ich mich sehr freuen.

***

Der Hilfe so nah?

Die Recherche

Durch das intensive Recherchieren im Internet kam ich schließlich auf die Homepage der Stiftung Deutsche Schlaganfall-Hilfe[*]. Dort kam ich über einen Link schließlich auf eine weitere Homepage, dem Schlaganfall-Forum[*].
[*] Siehe hierzu auch im Kapitel „Kontakt".
Was ich dort lesen konnte, überraschte mich sehr. Hatte ich doch bei weitem nicht gewusst, dass es so viele, vor allen Dingen junge betroffene Menschen gibt, die aus ihrem aktiven und abwechslungsreichen Leben gerissen wurden. Mir wurde auf einmal klar, ich war nicht alleine mit meinen Problemen. Die ganzen Schicksale, die ich im Forum las, berührten mich ungemein. Kurzer Hand entschloss ich mich, auch meine Krankheitsgeschichte ins Forum zu stellen. Es dauerte gar nicht lange, zu meiner Überraschung, nein, ich war eher erfreut, dass ich so viel unerwarteten Schriftverkehr über meinen Forum-Eintrag erhielt. Es meldeten sich viele Betroffen und Angehörige zu meiner Thematik, da sich einige damit identifizieren konnten. Im Forum wurde ich durch die Erfahrungen anderer Betroffener auf Selbsthilfegruppen aufmerksam gemacht und verwiesen. Das war das Startsignal für meine unerschöpfliche Neugier und Therapiemöglichkeiten in Bezug auf meinen noch vorhandenen Krieg im Kopf. Im Internet begann ich nach entsprechenden Selbsthilfegruppen zu recherchieren. Schließlich fand ich eine Selbsthilfegruppe in einem Vorort von Darmstadt, in Weiterstadt. Sofort griff ich zum Telefonhörer und kontaktierte diese Schlaganfall-Selbsthilfegruppe. Bei dem Gespräch musste ich aber leider feststellen, dass diese nur aus älteren Betroffenen und Angehörigen ab 70 Jahren bestand. Eine Selbsthilfegruppe für junge Betroffene und deren

Angehörige gab es jedoch noch nicht. Da die Interessen zwischen den jungen und den älteren Betroffenen doch etwas stark abweichen, suchte ich über das Internet weiter nach anderen Selbsthilfegruppen. So kam ich dann auf Umwegen auf die Homepage des Paritätischen Wohlfahrtsverbandes Hessen, welcher ein Beratungsbüro in Darmstadt unterhält.

Dort kontaktierte ich telefonisch eine zuständige Ansprechpartnerin und vereinbarte mit ihr ein paar Tage später einen Vorstellungstermin. Als der Tag kam, der mein ganzes Leben verändern sollte, stellte ich mich dort vor und erzählte ihr meinen bisherigen Genesungsverlauf. Daraufhin wurde ich von ihr zu einem Treffen eingeladen, welches eine Woche später dort im selbigen Gebäude stattfand. Es war ein Gruppentreffen von jungen Schädel-Hirnverletzten.

„Das scheint doch genau das zu sein, was ich suche!" – dachte ich. Dieses Treffen fand in regelmäßigen monatlichen Abständen statt und beinhaltete das Austauschen von Erfahrungen und das Absprechen von gemeinsamen Unternehmungen junger Schädel-Hirnverletzter und deren Angehöriger. Wieder stellte ich zu meiner Verwunderung fest, dass ich wirklich nicht alleine war, sondern dort schon vier junge Betroffene waren, die sich mit den Folgen eines Schlaganfalles auseinandersetzen mussten. Es war zwar eine sehr kleine Gruppe, die es mir aber ermöglichen sollte, mich mit ihnen austauschen zu können. So wartete ich also ungeduldig auf diesen Mittwoch. Als der ersehnte Treffpunkt immer näher rückte, wurde ich zunehmend nervöser. Letztendlich nahm ich meinen ganzen Mut zusammen und ging hin. Bei diesem Treffen stellte ich mich erneut kurz vor und schilderte mein Krankheitsbild und meinen bisherigen Genesungsverlauf. Etwas betroffen und bewegt von meinem Schicksalsschlag wurden mir dort entsprechende Tipps und weitere Ansprechstellen von den Betroffenen vermittelt. Zum ersten Mal hatte ich das Gefühl, dass da jemand ist, der Dich wirklich versteht und weiß, mit welchen Problemen man zu kämpfen hat. So kam es, dass ich mich entschloss, dieser Selbsthilfegruppe für junge Schädel-Hirn-Verletzte beizutreten. Es war eine Selbsthilfegruppe, deren Teilnahme nichts kostete, was für mich entscheidend war. Hellhörig und höchst interessiert nahm ich den nächsten Termin des gemeinsamen Treffens der Selbsthilfegruppe wahr. An jedem ersten Mittwoch im Monat fand also ein Treffen statt. Also wartete ich gespannt auf diesen Tag. Drei neue, junge Schlaganfallbetroffene sollten an diesem Mittwoch neu in die Selbsthilfegruppe kommen. Als der lang ersehnte Tag endlich kam, stellten sich die drei neuen Betroffenen vor, so wie ich es bei meinem ersten mal tat. Damit auch die drei neuen Betroffenen die bereits anwesenden Mitglieder kennenlernen konnten, stellten sich auch diese kurz vor. Während ich äußerst gespannt den Erzählungen der anderen Betroffenen lauschte, wurde mir klar, dass ich sehr großes Glück hatte und die Folgeschäden bei mir so glimpflich waren. Zumindest, was die motorischen Körperfunktionen betraf. An diesem besonderen Tag legte sich bei mir im Kopf ein Schalter um, der meine ganze Zukunft verändern sollte. Er bewirkte bei mir, mich in dieser Selbsthilfegruppe etwas stärker zu engagieren, um anderen jungen Betroffen und deren Angehörigen zu helfen. Meine Erkenntnis war, wie ich es auch an mir festgestellt hatte, dass sich viele Betroffene nicht trauen, einen Kontakt zu einer Selbsthilfegruppe herzustellen. Dies geschieht zum Teil aus Scham oder aus Minderwertigkeitsgefühlen, was aber absolut unbegründet ist. Zum Teil ist es auch die Unkenntnis vieler Betroffener, dass es solche Selbsthilfegruppen gibt. Hierzu zähle ich mich auch, denn besonders schlimm war es, als ich nicht mehr wusste, wie es mit mir weitergehen sollte...

* * *

Autofahren nach Schlaganfall?

Sich einfach hinter das Steuer setzen und loszufahren, das ist für die meisten Menschen eine selbstverständliche und alltägliche Sache, wie es auch für mich gewesen war vor meinem Schlaganfall. Das Autofahren ist für alle Altersgruppen von großer Bedeutung, um flexibel und schnell die täglichen Dinge des Lebens zu erledigen.

Mobil sein trotz Schlaganfall?

Plötzlich wurde ich mit dieser Frage konfrontiert. Schließlich schreibt die Fahrerlaubnis-Verordnung (FeV) vor, dass Betroffene selbst die Vorsorge für eine sichere Teilnahme am Straßenverkehr treffen müssen. Das bedeutet in diesem Fall, dass man sich durch Vorlage von bestimmten Gutachten amtlich die Eignung bestätigen lassen muss, aktiv mit dem Auto wieder am Straßenverkehr teilnehmen zu dürfen. Wer aber fahruntauglich ist und sich trotzdem hinters Steuer setzt, gefährdet sich und andere, macht sich strafbar und verliert zudem seinen Versicherungsschutz. Einfach darauf zu vertrauen, dass die Behörde nichts vom Schlaganfall mitbekommt, kann schlimme Folgen haben. Der Gesetzgeber verlangt von jedem Führerscheinbesitzer, „in geeigneter Weise „Vorsorge" zu treffen. Erschreckend wenig Patienten nehmen sich das zu Herzen. Zudem werden Schlaganfall-Patienten von widersprüchlichen oder falschen Auskünften verunsichert. Grundsätzlich bedeutet es nicht, dass, wenn man einen Schlaganfall hatte, nicht mehr Auto fahren darf. Um auf der sicheren Seite zu sein, handeln Sie nach den folgenden fünf Hinweisen, und in wenigen Schritten können Sie wieder eine gültige Fahrerlaubnis (Führerschein) erhalten:

1. Gutachten einholen

Lassen Sie Ihre Fahrtauglichkeit überprüfen. Holen Sie zuerst ein fachärztliches Gutachten ein. Das können der Entlassungsbericht einer Reha-Klinik und das Gutachten eines Neurologen mit verkehrsmedizinischer Qualifikation sein. Der Arzt beurteilt, ob weitere Maßnahmen notwendig sind. Dazu zählen beispielweise zusätzliche Fahrstunden, der Besuch beim Augenarzt oder neuropsychologische Untersuchungen. Die Adressen von Ärzten mit verkehrsmedizinischer Qualifikation erfahren Sie von Ihrem Hausarzt oder Neurologen oder dem Gesundheitsamt, TÜV oder der Führerscheinstelle.

2. Behörde informieren

Informieren Sie Ihre Führerscheinstelle und legen Sie dort Ihr ärztliches Gutachten vor. Ihr Gutachten darf nicht älter als sechs Monate sein und sollte eine Aussage über Ihre Fahreignung enthalten. In Einzelfällen ordnet die Behörde zusätzlich eine medizinisch-psychologische Untersuchung an, die sogenannte MPU. Die MPU können Sie bei einer amtlich anerkannten Untersuchungsstelle des TÜV oder der DEKRA vornehmen lassen.

3. Fahrzeug umbauen

Können Sie sich nach einem Schlaganfall nur noch eingeschränkt bewegen? Dann lassen Sie prüfen, ob Ihr Fahrzeug umgerüstet werden muss. Im gesamten Bundesgebiet gibt es spezielle KFZ-Betriebe, die Autos maßgeschneidert umbauen. Dort können Sie zum Beispiel das Gaspedal von rechts nach links verlagern und einen Knopf am Lenkrad anbringen lassen. Die Umbaumaßnahmen müssen Sie durch den TÜV oder die DEKRA abnehmen lassen. Mit einem umgerüsteten Fahrzeug müssen Sie außerdem eine Fahrprobe ablegen.

4. Fahrtauglichkeit überprüfen

Gewinnen Sie wieder Fahrsicherheit und nehmen Sie Fahrstunden bei einer Behindertenfahrschule. Dort sind die Fahrlehrer speziell geschult, verfügen über langjährige Erfahrung und bereiten Sie gegebenenfalls gezielt auf die Prüfung vor. Die Fahrprüfung legen Sie dann beim TÜV oder bei der DEKRA ab.

5. Die Entscheidung

Haben Sie das fachärztliche Gutachten, eventuell die MPU sowie die Fahrprobe durchlaufen und bei der Führerscheinstelle eingereicht, entscheidet die Behörde, ob Sie weiter Auto fahren dürfen. Achten Sie darauf, dass Sie **eine Bestätigung für Ihr abgegebenes Gutachten** erhalten. Bis auf wenige Ausnahmen werden Führerscheine der Klasse zwei für Lastkraftwagen und für das Führen von Fahrzeugen der Fahrgastbeförderung wie zum Beispiel Bus, Taxi oder Straßenbahn nicht wieder zugelassen.

Kann ich also wieder mit dem Auto fahren?

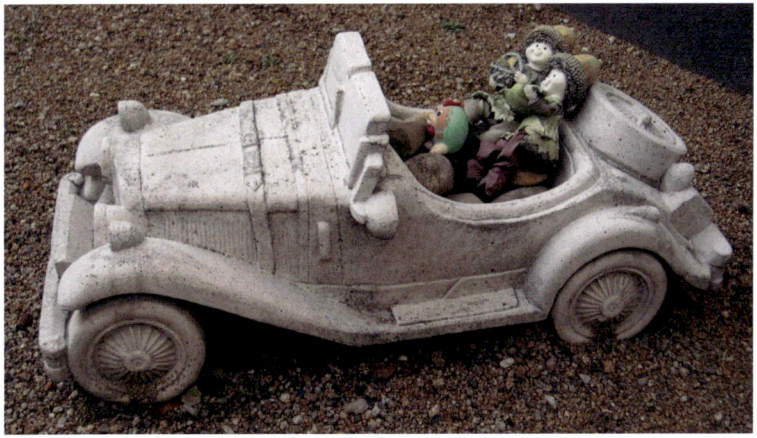

Als nächstes stellte sich mir nun die Frage, wann ich wohl wieder mit dem Auto fahren konnte und wollte.

Gut ein 1 Jahr später, nachdem mir der Neurologe mit einem Gutachten grünes Licht zum Autofahren gab und ich auch die anderen Anlaufstellen erfolgreich durchlief, traute ich mich immer noch nicht so ganz, wieder aktiv am Straßenverkehr teilzunehmen. Bei dem kleinen Auto (siehe Bild) dürfte das auch etwas problematisch werden. Auch mit dem Fahrrad zu fahren, löste bei mir eine enorme Unsicherheit aus. In beiden Fällen waren noch die Bedenken bezüglich meiner Orientierungsstörungen zu groß. Heute, fast 1 ½ Jahre nach meinem Schlaganfall, fahre ich nun wieder mit dem Fahrrad und auch wieder mit dem Auto. Mit dem Auto fuhr ich jedoch für den Anfang erst nur ganz kurze Strecken, wie zum Beispiel zum Einkaufen oder zum nicht weit entfernten Arbeitsplatz. Zu meiner Überraschung waren jedoch meine anfänglichen Bedenken völlig umsonst. Navigationssysteme mit einer angenehmen Frauenstimme haben mich bis jetzt immer sicher an unbekannte Ziele geleitet. Die wiedererlangte „Mobilität", mit dem Auto und mit dem Fahrrad fahren zu können, erhöhte wesentlich meine Lebensqualität und stärkte mein Selbstbewusstsein immens.

**

Die Selbsthilfegruppe SHG- Darmstadt

Betroffene helfen Betroffenen

Die Schulmedizin ist in der Regel eine Labormedizin, die sich nicht in der Regel um die psychischen, biografischen und sozialen Hintergründe des Patienten kümmert. Diese Erfahrung musste auch ich in den weiteren Behandlungsphasen nach der Entlassung aus der Anschlussheilbehandlung erfahren. Da nur „messbare" Größen mittels Apparate und Laborwerte in der modernen Medizin als denk- und glaubwürdig angesehen werden, ist es um ein vielfaches schwerer, so genannte **„unsichtbaren Behinderungen"** nachzuweisen bzw. glaubwürdig der Schulmedizin darzustellen. Eine häufige ärztliche Beurteilung als „Simulant", die Einschätzung als ein „lapidares Krankheitsbild" oder die schnellfertige Diagnose „Depressionen" ist die Folge der Schulmedizin durch Nicht- Intensives Bemühen. Hier ist ein immenses Behandlungspotential, welches noch nicht abgedeckt ist, eine „Grauzone", die es zu schließen gilt. So lange dies noch nicht der Fall ist, sollte es Selbsthilfegruppen geben.

Die SHG-Darmstadt begleitet Menschen, die durch einen Unfall, Hirnschlag oder anderen Schädel-Hirnverletzungen nicht mehr in der Lage sind, die Welt so zu betrachten, wie sie das vorher getan haben. Menschen, die in eine eigene, in sich völlig geschlossene Welt eingetaucht sind und fest der Meinung waren, diese Welt wäre real. Vor allem durch Schlaganfälle können Menschen in diese Situation geraten. Auch ich musste leidvoll erfahren, wie es ist, sich in eine Scheinwelt zurückzuziehen, nur um Ruhe und Frieden zu finden. Hier half mir die Selbsthilfegruppe ungemein. Wenn ich da noch an die Anfänge denke, wo ich in der Klinik lag und der Arzt mit mir einige Tests machte…

Mir war damals, als ich aus meinem Koma erwachte, bewusst, dass ich keinerlei Gedächtniseinschränkungen und Sprachprobleme hatte, was sich aber schnell ändern sollte:

»Können Sie mit ihrer linken Hand auf Ihre Nase zeigen?« - fragte mich der Arzt.

„Ja, das kann ich!" – antwortete ich und tat es. Auch mit der anderen Hand konnte ich dies problemlos und ohne Einschränkungen tun.

»Können Sie mir sagen, wie Sie heißen?« - hakte der Arzt nach.

"Ja klar!" – antwortete ich, aber nichts kam,

»Können Sie mir sagen wo Sie sind?« - fragte mich der Arzt erneut.

„Natürlich weiß ich, wo ich bin!" - kam von mir ganz unbekümmert die Antwort auf die Frage des Arztes.

„Ich bin.., äh..?

Obwohl ich große aphasische Störungen hatte, war ich mir sicher, alles zu wissen. Es dauerte sehr lange, bis ich mir der Folgen meiner Schlaganfälle bewusst wurde. Eine weitere häufige Diagnose von Betroffenen ist das krankhafte Nichterkennen einer Halbseitenlähmung. Das heißt konkret, dass z. B. eine Patientin nicht erkennt, dass sie ihren linken Arm nicht mehr bewegen kann. Sie ist trotz der medizinisch eindeutigen Diagnose der Meinung, dass alles in Ordnung sei. Sie hat nicht das Gefühl, sie belüge jemanden, sondern in ihrer Wahrnehmung ist alles beim alten. Dass diese Frau seit dem Schlaganfall halbseitig gelähmt ist, damit konnte sich ihr Partner recht schnell arrangieren, aber dass sie selbst ihre Krankheit verleugnete und ihm versuchte weiszumachen, dass ihr linker Arm lediglich eingeschlafen sei oder sie keine Lust hatte, mir ihrer linken Hand zu greifen, belastete ihren Partner sehr. Für eine umfangreiche Therapie sah sie keine Notwendigkeit, da ihr die Einsicht in ihre Erkrankung vollständig fehlte. Dieses Phänomen, die *Anosognosie* [*], findet sich häufig bei Patienten mit *Neglect* [**].

Dabei gibt es hierfür erfolgreiche fachmedizinische Behand-lungsmethoden. Kommen wir aber wieder zu meinem Fall. Na-türlich war es für mich verheerend zu erfahren, dass da plötzlich nichts mehr in meiner Gedankenwelt war und nur absolute Leere herrschte. Für einen gesunden Menschen ist dieses Phänomen unvorstellbar. Schnell kamen in mir die Fragen auf:

„Wie soll das nur mit mir werden?“
„An wen kann ich mich wenden?“
„Wer kann mir da helfen?“

Anfänglich wurde ich in den Kliniken vom Sozialdienst betreut, der mich zwar anfänglich unterstützte, ich aber letztendlich allein gelassen wurde mit meinen *unsichtbaren Behinderungen...*
So kam es, dass ich über die Internetrecherche die Selbsthilfe-gruppe in Darmstadt fand, der ich mittlerweile auch angehöre.

„Weil es hilft miteinander zu reden, sind Selbsthilfegruppen so hervorragend für Betroffene und Angehörige“*).

*) Zitat von Dipl. phil. Matthias Jung aus – „Von Krankheit als Kränkung und vom sekundären und territären Krankheitsgewinn".

Das Leben neu erlernen, nicht als Kind, sondern als erwachsener Mensch, der in seinem Leben schon viel erlernt hat und plötzlich wieder am Anfang steht. Wenn zum Beispiel durch einen Schlaganfall das komplette Gedächtnis gelöscht wurde und/oder andere Funktionsbereiche im Gehirn gestört wurden wie zum Beispiel:

- Störungen der Verhaltenssteuerung
- Orientierungsstörungen
- Aufmerksamkeitsstörungen
- Konzentrationsstörungen
- Defizite bei Langzeit- und Kurzzeitgedächtnis

um nur einige zu nennen. Während das äußere Erscheinungsbild des Betroffenen einem völlig normal erscheint, tobt währenddessen ein Krieg im Kopf des Betroffenen. Ein Kampf um die Wiedererlangung der verlorenen Funktionen hat begonnen. Ob dieser jemals gewonnen werden kann?
Viele Fragen kommen auf:

- Finde ich mich wieder im Berufsleben zurecht?
- Was kommt danach?
- Wie geht es weiter?
- Ist die Vernetzung meiner Hirnfunktionen gewährleistet, um mehrere Funktionen gleichzeitig ausführen zu können?

Plötzlich stellt man fest, dass es nicht mehr so ist wie vorher. Mit Einschränkungen zu leben und die verlorenen Fähigkeiten wieder zu erlangen ist eine Herausforderung des Betroffenen, der hierfür Höchstleistungen aufbringen muss.

- Stellen sich Lernfortschritte ein?
- Sind sie begleitet von Wut, Traurigkeit und Verzweiflung wenn es nicht so klappt?

Hier hat mir die Darmstädter Selbsthilfegruppe sehr geholfen. Alle Mitglieder der Selbsthilfegruppe haben dieses Schicksal erleiden müssen. Den einen traf es härter, den anderen weniger so hart. Wir helfen uns gegenseitig durch das gemeinschaftliche ungezwungene und freiwillige Gespräch miteinander und mit den Angehörigen. Wir tauschen unsere Erfahrungen aus und unterstützen diejenigen, die Hilfe benötigen. Wir gestalten Freizeitaktivitäten, die sich nicht nur junge Menschen wünschen und geben uns dadurch wieder neuen Lebensmut und Lebenswillen. Daher kann ich nur aus eigener Erfahrung empfehlen, sich an Selbsthilfegruppen zu wenden, wenn Sie sich in einer solchen Lage befinden. Mehr Informationen können Sie weiter hinten im Buch, im Kapitel „Kontakt" erfahren.

***

Allgemeine Tipps

In diesem Kapitel möchte ich ihnen ein paar Tipps weitergeben, die Informationen beinhalten – wenn ich sie früher gehabt hätte - mir persönlich einiges erspart hätte, aber auch Informationen, die zur Bewältigung meiner Probleme und zur Selbsterkennung führten, damit ich dementsprechend agieren konnte, um wieder ein Stück näher an meine alte Leistungsfähigkeit und Lebensqualität zu kommen.

Vielleicht kann ich dadurch anderen Betroffenen eine Richtung weisen, wie sie auch mir geholfen hat. Der Inhalt dieses Kapitels entstand größtenteils aus persönlichen Gesprächen mit kompetenten Fachpersonen (Ärzten und Therapeuten), aber auch durch Recherche von Quellen, deren Urheber teilweise nicht feststellbar waren. Dessen Inhalt deckt sich aber mit meinen Erfahrungen, die ich persönlich erlebt habe. Darum möchte ich diese Inhalte in diesem Kapitel aufführen. Diese Tipps möchte ich gerne anderen Betroffenen, deren Angehörigen, Freunden, Arbeitskollegen und anderen interessierten Lesern geben, damit sie besser mit der Problematik von Schlaganfallbetroffenen zurechtkommen und diese besser verstehen können. Oft ist es nämlich sehr schwer für die Angehörigen, sich in die Situation bzw. Lage eines Betroffenen versetzen zu können.

Der Fremde im eigenen Haus

Besonders problematisch ist es für Angehörige, wenn sich durch die Erkrankung die Persönlichkeit eines vertrauten Menschen verändert, wie ich es auch bei mir selbst feststellte. Auf die

Hilflosigkeit und den plötzlichen Wegfall der eigenen Fähigkeiten reagieren viele Betroffene zunächst mit Verzweiflung und Depressionen, andere werden aggressiv und andere hingegen sind relativ lässig. Häufig ist auch die Gefühlskontrolle im Gehirn betroffen, sodass der Betroffene in unpassenden Situationen lacht oder weint. Die Angehörigen kann dies erheblich belasten. In solchen Momenten ist es aber wichtig, die Aggressionen und Tränen nicht automatisch auf sich selbst zu beziehen.

Liebevoll und mit Respekt

Treffen Sie keine Entscheidungen über den Kopf des Betroffenen hinweg, sondern lassen Sie ihn für sich selbst sprechen. Das gilt vor allem für Betroffene, die sich aufgrund des Schlaganfalls nur schwer verständlich machen können. Vermitteln Sie ihm, dass er für Sie ein ebenso gleichwertiger, liebenswerter und wertvoller Mensch ist wie vor der Erkrankung.

Zwischen Fordern und Helfen

Angehörige sind die wichtigsten Helfer des Betroffenen auf dem Rückweg in ein möglichst selbstständiges Leben. Die Therapien allein reichen nicht aus, um die Sprache, das Gedächtnis, die Aufmerksamkeitsfähigkeit oder ggf. auch die Bewegungskontrolle zurückzugewinnen. Angehörige sollten daher der Versuchung widerstehen, den Betroffenen zu sehr zu bemuttern, ihm jeden Handschlag abzunehmen oder unvollständige Sätze für ihn zu Ende zu sprechen. Für den Betroffenen sind die Hürden des Alltags ein Trainingsparcours, den er dringend benötigt. Sie sollten daher nur dann helfend eingreifen, wenn der Betroffene eine Situation alleine überhaupt nicht bewältigen kann oder zu erschöpft dazu ist. Manche Angehörigen machen auf der anderen Seite den Fehler, den Tag in ein Dauertraining zu verwandeln, was den

Betroffenen vollkommen überfordert. Das Leben mit einer Behinderung ist zunächst sehr anstrengend, Ruhepausen sind darum dringend nötig.

Selbstvertrauen und Lebensfreude stärken

Ein Schlaganfall raubt einem Menschen viele Fähigkeiten, auf die er sich bislang verlassen konnte und über die er sich definiert hat. Das beschädigt das Selbstwertgefühl, das Selbstbewusstsein und die Lebensfreude. Angehörige und Kollegen können einen wichtigen Beitrag leisten, diese zurückzugewinnen. Unternehmen Sie gemeinsam etwas. Machen Sie einen Ausflug, kochen Sie gemeinsam, treffen Sie Freunde. Für Menschen mit einer Aphasie sind allerdings viele alltägliche Situationen sehr anstrengend - dazu gehören vor allem laute Geräuschkulissen und schnelles Reden. Bringen Sie den Betroffenen mit Selbsthilfegruppen in Berührung. Denn ohne Selbsthilfegruppe wäre ich heute nicht so stark wie ich es jetzt bin.

Motivieren statt korrigieren

Nach einem Schlaganfall ist es wichtig, dass es weitergeht. Jeder kleine Fortschritt zählt und sollte gebührend gewürdigt werden. Der Betroffene sollte möglichst viel Selbstständigkeit zurückgewinnen. Es geht nicht darum, dass das Ergebnis perfekt ist. Das gilt für sprachliche Äußerungen ebenso wie für selbstständiges Ankleiden. Verunsichern Sie den Betroffenen nicht noch mehr mit Aussagen oder Kommentaren, denen Sie sich selbst nicht ganz sicher sind, dass sie den Tatsachen entsprechen. Besonders wenn das Gedächtnis betroffen ist! Hierbei kann es für den Betroffenen zu Höllenqualen kommen und einen enormen Selbstzweifel verursachen! Wenden Sie sich zum Beispiel an Selbsthilfegruppen. Dort erfahren Sie wertvolle Hilfestellung und Unterstützung.

Der Umgang mit Aphasikern – Besonderheiten

Der Umgang mit Menschen, die unter einer eingeschränkten Sprachfähigkeit (Aphasie) leiden, kann wegen der Verständigungsprobleme schnell problematisch werden. Hierzu einige Tipps:

☑ **Nehmen Sie einem Aphasiker nicht das Wort aus dem Mund.**
Menschen mit einer Aphasie sprechen oft stockend und suchen lange nach Worten. In dem Fall sollten Sie abwarten, ob der Aphasiker den gesuchten Begriff nicht doch findet. Für ihn ist jedes sprachliche Erfolgserlebnis wichtig. Oft gelingt es ihm, sich auszudrücken, wenn man ihm genügend Zeit lässt. Wenn jemand anderes den Betroffenen anspricht, widerstehen Sie der Versuchung, für ihn zu antworten.

☑ **Erleichtern Sie die Kommunikation.**
Sprechen Sie langsam und deutlich und unterstreichen Sie das Gesagte durch Mimik und Gesten.

☑ **Sichern Sie das Verständnis.**
Wenn Sie nicht ganz sicher sind, ob Sie einen Menschen mit einer Aphasie richtig verstanden haben, stellen Sie mit einfachen Ja/Nein- Fragen sicher, dass Sie richtig liegen: "Du sprichst von Frau Schulze?" Beobachten Sie, dass Ihr aphasischer Angehöriger verwirrt scheint, fragen Sie nach, ob er alles verstanden hat.

☑ **Korrigieren Sie nicht zu viel.**

Menschen mit einer Aphasie haben oft Angst vor sprachlichen Fehlern und trauen sich deshalb nicht zu sprechen. Durch dauerndes Korrigieren wird diese Angst verstärkt. Haben Sie den Aphasiker verstanden, sollten Sie ihn nicht verbessern, auch wenn der Satzbau oder der verwendete Begriff fehlerhaft war. Denn das frustriert und verunsichert ihn zusätzlich. Wichtig ist vor allem, dass der Patient spricht und sich verständlich machen kann.

☑ **Erleichtern Sie den Kontakt mit anderen.**
Die meisten Menschen sind in der Begegnung mit Aphasikern zunächst unsicher. Ermutigen Sie andere Menschen, mit dem Patienten zu kommunizieren und geben Sie Ihr Wissen und Ihre Erfahrung weiter. Dies betrifft natürlich auch Menschen mit anderen Schädel-Hirnverletzungen.

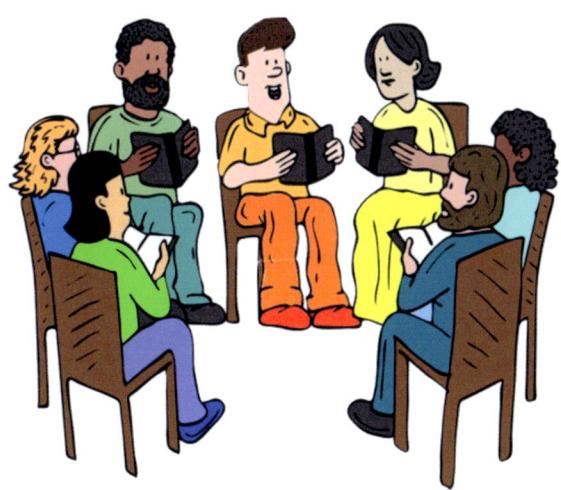

***

Risiken für einen Schlaganfall

Hypertonie

Die arterielle Hypertonie ist der schwerwiegendste Risikofaktor, der in allen epidemiologischen Studien identifiziert wurde. Über 20 % der Bevölkerung leiden an einem zu hohen Blutdruck. Diastolisch und systolisch erhöhte Werte sind als Risikofaktoren für einen Schlaganfall anzusehen, während sich das Risiko für eine Subarachnoidalblutung wenig oder gar nicht erhöht. Hypertoniker haben gegenüber Normotonikern ein um das vier- bis zwölffach erhöhtes Risiko, an einem Schlaganfall zu erkranken oder daran zu sterben. In einer Metaanalyse von sieben großen epidemiologischen Studien konnte ein exponentieller Zusammenhang zwischen der Stärke der Hypertonie und dem Schlaganfallrisiko ermittelt werden. Eine Reduktion des Blutdrucks mittels antihypertensiver Behandlung mit Diuretika oder Betablockern reduzierte das relative Schlaganfallrisiko um 42% (MacMahon, Peto, Cutler et al., 1990; zit. n. Häussler, 1996).

Hypercholesterinämie / Hyperlipidämie

Etwa ein Drittel der Bevölkerung ist von der Hypercholesterinämie betroffen. Ein direkter Zusammenhang zwischen Cholesterin und Entstehung sowie Ausmaß extracranieller Stenosen und Verschlüsse der hirnversorgenden Arterien ist nachgewiesen. Den Resultaten der MRFIT-Studie zufolge ist nur der ischämische Infarkt vom Cholesterinspiegel abhängig. Die relativen Risiken für Hirnblutungen und Subarachnoidalblutungen nehmen dagegen mit zunehmender Serumkonzentration ab. Nicht nur die Höhe des Gesamtcholesterins allein, sondern das Verhältnis zwischen Gesamtcholesterin und HDL-Cholesterin erwies sich als prognostischer Faktor. Ein höheres HDL-Cholesterin erwies sich als protektiv (Iso, Jacobs & Wentworth, 1989; zit. n. Häussler, 1996).

Diabetes mellitus

Etwa 4% bis 5% der gesamten Bevölkerung bzw. über 15% der Bevölkerung im Alter von über 65 Jahren sind an Diabetes mellitus erkrankt. In verschiedenen Studien zeigte sich, dass Diabetes mellitus nur als Risikofaktor für cerebrale Ischämien anzusehen ist, nicht dagegen für intrazerebrale Blutungen. Die meisten großen Studien zeigen eine Verdoppelung des Schlaganfallrisikos bei Diabetes mellitus. Dabei gilt Diabetes mellitus als zusätzlicher und von der Hypertonie sowie anderen Risikofaktoren unabhängiger, prädisponierender Faktor. Das Schlaganfallrisiko scheint besonders bei älteren Patienten mit nicht-insulinpflichtigem Diabetes mellitus erhöht zu sein. Diabetiker sind nicht nur häufiger von einem Schlaganfall betroffen als stoffwechselgesunde Menschen, sondern zeigen in der Regel auch einen schlechteren Verlauf und eine ungünstigere Prognose. Eine konsequente Diät, Bewegung und - wenn erforderlich -eine medikamentöse Behandlung oder eine Insulinsubstitution senken das Schlaganfallrisiko.

Rauchen

Unter den Risikofaktoren, die durch individuelles Verhalten zu beeinflussen sind, ist das Zigarettenrauchen am weitesten verbreitet. Mehr als ein Drittel der gesamten Bevölkerung raucht gegenwärtig. Rauchen erhöht das Schlaganfallrisiko weitaus stärker als der Alkoholkonsum, die körperliche Inaktivität, der erhöhte Salzkonsum und andere Risikofaktoren. Das Risiko durch Rauchen ist mit großer Wahrscheinlichkeit dosisabhängig. Bei Frauen scheint sich der Risikofaktor „Rauchen" stärker auszuwirken als bei Männern. In der Framingham-Studie (Wolf, Cobb & D`Agostino, 1988; zit. n. Häussler, 1996) war das relative Risiko schwerer Raucher (über 40 Zigaretten pro Tag) zweimal höher als bei leichten Rauchern (unter 10 Zigaretten pro Tag). Die Studienergebnisse sind uneinheitlich in der Frage, ob zurückliegendes Rauchen als Risikofaktor anzusehen ist. Verschiedene Autoren berichten, dass Exraucher ein ähnlich niedriges Risiko haben wie Nichtraucher.

Alkoholkonsum

Bezüglich des Alkoholkonsums kommen mehrere Studien zu dem Ergebnis, dass ein unabhängiger Einfluss auf das Schlaganfallrisiko zwar vorliegt, sich hier aber eine U-förmige Dosis-Wirkungs-Beziehung ergibt. Gesichert ist, dass starkes Trinken (mehr als 60-80 g/Tag) mit einem erhöhten Risiko für Schlaganfall einhergeht. Neuere Studien lassen einen leichten protektiven Effekt geringer Alkoholmengen vermuten. Der Mechanismus des protektiven Effekts auf das zerebrovaskuläre System ist nach wie vor nicht vollständig geklärt.

Übergewicht

Da Übergewicht häufig mit Hypertonie, erhöhtem Blutzucker, erhöhtem Cholesterin auftritt, ist eine Identifizierung als unabhängiger Risikofaktor problematisch. In der Framingham-Studie konnte dieser Faktor für Frauen zwischen 63 und 94 und bei Männern zwischen 35 und 64 Jahren herauskristallisiert werden. Andere Studien konnten ein allgemeines Übergewicht nicht als Risikofaktor identifizieren. Eine konsequente Gewichtsabnahme und regelmäßige körperliche Aktivität können das Schlaganfallrisiko reduzieren.

Orale Kontrazeptiva

Die Einnahme der Pille mit hoher Östrogendosierung erhöht bei Frauen über 35 Jahren, die vaskuläre Risikofaktoren aufweisen, das Schlaganfallrisiko. Östrogensubstitution nach der Menopause führt zu einer Reduktion vaskulärer Ereignisse. Dieser potentielle Nutzen muss allerdings gegen das erhöhte Risiko von Endometriumkarzinomen und Mammakarzinomen abgewogen werden.

Absolute Arrhythmie

Vorhofflimmern mit absoluter Arrhythmie ist ein seit langem bekannter und schwerwiegender Risikofaktor für einen Schlaganfall. Bei über 60jährigen Menschen mit absoluter Arrhythmie beträgt die Schlaganfallrate 5% bis 8% pro Jahr. Das Risiko für ischämische Ereignisse ist noch wesentlich größer, wenn weitere Risikofaktoren wie Diabetes mellitus, Hypertonie, Herzinsuffizienz, koronare Herzerkrankung vorliegen oder bereits ein Schlaganfall oder eine transiente ischämische Attacke vorausging oder die Person älter als 65 Jahre ist.

Salzkonsum und andere Ernährungsfaktoren

Auch hier gibt es uneinheitliche Ergebnisse. Einerseits wird ein übermäßiger Salzkonsum nicht als verhaltensbedingter Risikofaktor identifiziert. Andere Untersuchungen berichten, dass eine Senkung der Natriumsalzzufuhr das individuelle Schlaganfallrisiko, um 6% bis 23% senken konnte. Häufiger Fleischkonsum soll das Risiko erhöhen, während dem Fisch-, Frucht- und Gemüseverzehr eine protektive Wirkung zugeschrieben wird.

Asymptomatische Karotisstenosen

Patienten mit angiographisch dargestellten asymptomatischen Karotisstenosen (Stenose mindestens 50%) haben ein relativ geringes Schlaganfallrisiko. Bei über 80%igen Stenosen liegt das Schlaganfallrisiko auch nur bei 2,5%. Diese Patienten haben jedoch ein erhöhtes Risiko, einen Myocardinfarkt zu erleiden.

*

Tipps zur Vorbeugung

Einem Schlaganfall kann man vorbeugen. Ein gesunder Lebenswandel mit ausgewogener, fett- und salzarmer Ernährung, regelmäßiger Bewegung und möglichst geringem Alkohol- und Nikotinkonsum gehört unbedingt dazu. Des Weiteren soll das Infarktrisiko gesenkt werden, wenn man täglich Acetylsalicylsäure-Medikamente (z.B. Aspirin) einnimmt (Verträglichkeit vorausgesetzt). Durch das ASS, so die Kurzbezeichnung für den Wirkstoff, wird das Blut verdünnt und kann selbst durch verengte Adern fließen. Präparate aus Knoblauchpulver können angeblich das Infarktrisiko ebenfalls senken. Wissenschaftliche Studien sollen ergeben haben, dass bereits die Einnahme von 600 bis 900 mg Knoblauchpulver am Tag zu einer Blutdrucksenkung von etwa 8 Prozent führen kann. Außerdem senkt Knoblauchpulver den Cholesterinspiegel und beugt Ablagerungen in den Blutgefäßen vor. Ein Ginkgo-Extrakt verbessert den Blutfluss im Gehirn. Vitamin E auf pflanzlicher Basis soll die zum Gehirn führenden Gefäße gesund erhalten.

***

Literaturvorschläge

In diesem Kapitel möchte ich Ihnen, liebe Leserinnen und Leser, weitere Bücher und Hörbücher von mir vorstellen. Diese Werke zeigen Ihnen zum Teil auf, wie ich durch das Schreiben mein Schicksal überwunden, bzw. wie ich dies alles verarbeiten konnte. In Form von Erfahrungsberichten und Ratgebern, die sich über längere Zeiträume erstrecken oder stimmungsvolle Momentaufnahmen, die in Form von Gedichten niedergeschrieben wurden, bringe ich Ihnen meine Empfindungen und Gefühle näher, mit denen ich mich als Schlaganfallbetroffener herumschlagen musste. Es sind Ratgeber mit wertvollen Erfahrungen und Tipps, die ich anderen Betroffenen gerne näher bringen möchte. Angefangen vom Persönlichkeitsverlust, kognitiver Leistungsschwächen über Depressionen bis hin zum Verlust des Lebensumfeldes und dem Wunschtraum nach einer besseren Welt werden in meinen Werken ausführlich und gefühlvoll dokumentiert. Wie in mir während dieser Zeit Wünsche und Sehnsüchte nach Verständnis, Geduld und Zweisamkeit entstanden, und welche Wege ich fand, aus dem schwarzen Loch des Unverständnisses und der Einsamkeit herauszufinden. Aber auch für die medizinische Sparte dienen diese Werke als wertvolle Wegweiser in Bezug auf die Gedankenwelt von Schädel-Hirnverletzten. Die Bücher sind für jeden leicht verständlich geschrieben ohne die teils unverständlichen medizinischen Fachbegriffe. Sie sind im Buchhandel erhältlich bzw. in meinem Online-Shop. Im Besonderen möchte ich Sie auf mein zweites Buch aufmerksam machen, **Das Puzzle des Lebens (Band 1) – Auf der Such nach meinem „Ich".** Es ist die bewegende Fortsetzung dieses Buches…

Das Puzzle des Lebens (Band 1) – Auf der Suche nach meinem „Ich"

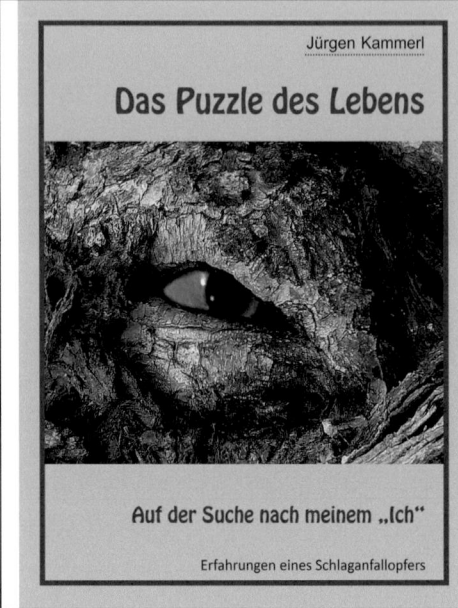	Jürgen Kammerl
	Das Puzzle des Lebens - Band 1 Auf der Suche nach meinem „Ich"
	Ratgeber
	3. Auflage, 296 Seiten **ISBN13: 9783-8370-6714-9** (Paperback)
	[D] 14,90 Euro

Mit vielen, zum Teil farbigen Fotos.
Verlag: BoD „Books on Demand", Norderstedt.

Kurzinhalt:

In der Regel verbindet man einen Schlaganfall mit Menschen, die sich schon im Rentenalter befinden. Jürgen Kammerl war eine der Ausnahmen und erst etwas über 40, als er einen zweiten Schlaganfall bekam und seine Ärzte vor medizinische Herausforderungen stellte. Nur mit Eigeninitiativen und viel Ehrgeiz konnte er weitere Behandlungsschritte ermöglichen. Doch trotz aller Behandlungserfolge blieben Ereignisse aus seinem Leben im Dunkeln: Geburtsdaten, die eigene Adresse, Telefonnummern und andere wichtige und unwichtige Details waren aus dem Gedächtnis gelöscht. Der Verlust aller Erinnerungen war für ihn und seine Familie anfangs sehr belastend, was der Autor in seinem ersten Buch dokumentierte. Mit seinem zweiten Buch möchte er „gesunden", unerfahrenen Menschen verdeutlichen, wie das Krankheitsbild „Schlaganfall" in die Persönlichkeit des Betroffenen eingreift, und aufzeigen, wie verzweifelt sich ein Betroffener bemüht, wieder so zu werden, wie er oder sie einmal war, und dabei feststellen muss, dass man gar nicht weiß, wie man früher war. Der Autor beschreibt seine Rückkehr aus der REHA-Klinik in die Normalität des Lebens – in eine Normalität, die er sich allerdings mühsam erarbeiten musste, ein Puzzlestück nach dem anderen. Seine Wiedereingliederung in das Arbeitsleben und die Blockaden, die Erfahrungen in Selbsthilfegruppen und seine Tipps für Angehörige sind einige der vielen Aspekte, die dieser informative und zugleich nachdenklich stimmende Erfahrungsbericht bereithält. Indem der Autor uns seine Erfahrungen näher bringt, gelingt es ihm, Verständnis für andere Betroffene zu wecken. Ihm geht es nicht darum, die physischen Folgen eines Schlaganfalls hervorzuheben, sondern um die unsichtbaren „Behinderungen" , die das vom Schlaganfall geschädigte Gehirn hervorruft. Dargelegt wird der Kampf um verlorene kognitive Funktionen und die Jagd nach den gelöschten Erinnerungen bzw. die Suche nach der verlorenen Persönlichkeit und Identität. „Das Puzzle des Lebens" – Band 1 ist trotz des ernsten Themas ein sehr optimistisches Buch, das uns auffordert, jede Sekunde des Lebens zu genießen und stets nach vorne zu schauen. Das Buch, mit vielen, zum Teil farbigen Fotos, ist im Buchhandel erhältlich und kann auch über das Internet bei allen bekannten Internetbuchhandlungen bestellt werden, sowie direkt im Online-Shop des Autors. Siehe hierzu im Kapitel „Kontakt".

***

Das Puzzle des Lebens (Band 2) – Mein neues Denken, Fühlen, Erinnern

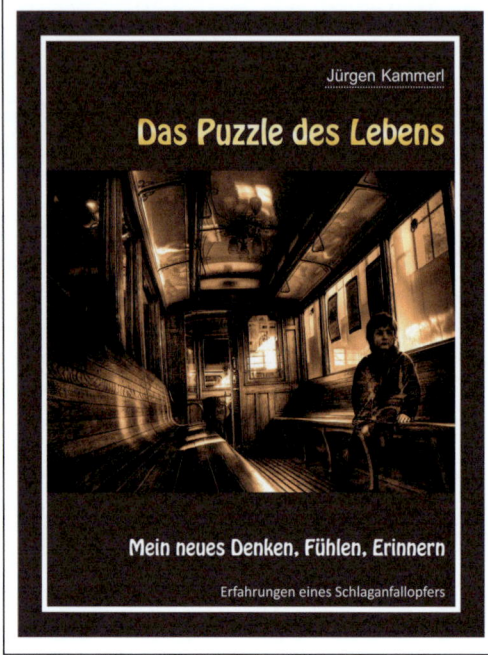

Jürgen Kammerl

**Das Puzzle des Lebens
- Band 2
Mein neues Denken,
Fühlen, Erinnern**

Ratgeber

2.Auflage, 296 Seiten,
**ISBN13:
978-3-8423-5991-8**
(Hardcover)
[D] 29,90 Euro
oder:
1.Auflage, 296 Seiten
**ISBN13:
978-3-8423-6101-0**
(Paperback)
[D] 19,90 Euro

Mit vielen, zum Teil farbigen Fotos.
Verlag: BoD „Books on Demand", Norderstedt.

Kurzinhalt:

Ein neuer Mensch?
In Deutschland kommen jährlich 250000 neue Schlaganfallopfer hinzu, und die Tendenz ist steigend. Männer und Frauen leiden unter dem Druck, dem Leistungsniveau nicht mehr zu entsprechen, verlieren den Lebenssinn und fallen in tiefe Depressionen.

Der Autor, der selbst ein Schlaganfallopfer ist, zeigt in diesem Buch auf seine Art und Weise seinen Ehrgeiz und Willen auf, ein neues Leben zu beginnen ab der Stunde null. Wie sich seit der Suche nach seinem „Ich" (Band1), die Persönlichkeit änderte und sich durch seinen Schlaganfall auch Vorteile seines zukünftigen Lebens ergaben, die er jetzt optimal nutzt. Auch mit Depressionen, die dem Autor das Leben teilweise zur Hölle machten, musste er sich auseinandersetzen. Dennoch fand er einen Ausweg, den er hier einfühlsam beschreibt. Das Buch gibt zahlreiche Tipps, wie man mit den Nachteilen fertig wird und sich letztendlich als "Neuer Mensch" wieder lieben und akzeptieren lernt. Dabei werden auch auf humorvolle Art und Weise die Tücken des Alltags beschrieben, von den stets quengelnden Verwandten bis hin zum Partnerschaftschaos und seinem stetigen Hunger und Durst.

In diesem zweiten Band beschreibt der Autor sein neues Denken, Fühlen und Erinnern. Wie sich neue Areale in seiner Gedankenwelt erschlossen haben und ihm so ganz neue Fähigkeiten gaben, die er vorher nie kannte und nie für möglich gehalten hätte. Eine Erfahrung, die ihm bislang fast nur positive Ereignisse bescherten. Das Buch, mit vielen, zum Teil farbigen Fotos, ist im Buchhandel erhältlich und kann auch über das Internet bei allen bekannten Internetbuchhandlungen bestellt werden, sowie direkt im Online-Shop des Autors. Siehe hierzu im Kapitel „Kontakt".

$$***$$

Gedankenwelten (Band 1) - Im Universum der Erinnerungen.

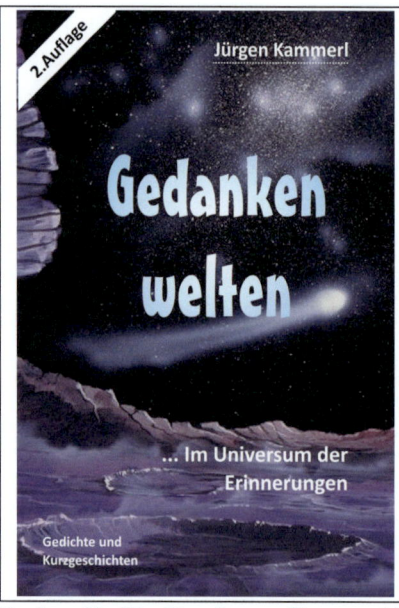

Jürgen Kammerl

Gedankenwelten - Band 1

Im Universum der Erinnerungen

Gedichte und Kurzgeschichten

2. Auflage, 156 Seiten, davon 40 in Farbe

ISBN-13:
9783-8391-2765-0

[D] 24,90 Euro
(Hardcover)

Verlag: BoD „Books on Demand", Norderstedt.

Kurzinhalt:
Dieses Buch enthält Gedichte und Kurzgeschichten über das wahre Leben. „Gedankenwelten" spricht eine Sprache, die mitten aus dem wahren Leben des Autors entstanden ist. Zeilen, die uns aus der Seele sprechen. Es sind Gedanken eines jungen Schlaganfallopfers, das in einem Raumschiff der Hoffnung fliegt, welches durch seine Gedankenwelt im Universum der Erinnerungen umherirrt, stets auf der Suche nach seinem verlorenen „Ich".
Die Leser erwartet eine Welt der Emotionen und Gefühle, in denen sie ihre eigenen wieder finden werden. Eine Begegnung

mit seiner Seele auf der Reise in einer virtuellen Gedankenwelt, die in sein Inneres führt. Ein spiritueller Wegweiser für Menschen, die einem gleichen Schicksal erlagen und unterwegs sind zu sich selbst, zur Verwirklichung ihrer Träume und zur Bezwingung ihrer inneren Berge. Tauchen Sie mit ein in die mystische und geheimnisvolle Gedankenwelt des Autors.

Das Buch, mit vielen, zum Teil farbigen Fotos, ist im Buchhandel erhältlich und kann auch über das Internet bei allen bekannten Internetbuchhandlungen bestellt werden, sowie direkt im Online-Shop des Autors. Siehe hierzu im Kapitel „Kontakt".

***

Gedankenwelten (Band 2) - Meine neue Welt im Kopf

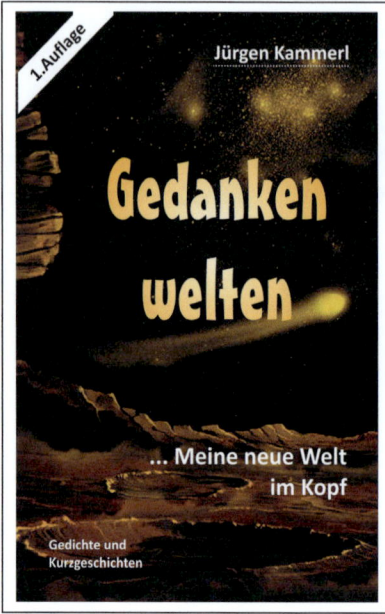

Jürgen Kammerl

Gedankenwelten - Band 2

Meine neueWelt im Kopf

Gedichte und Kurzgeschichten

1.Auflage, 128 Seiten, davon 37 in Farbe

**ISBN-13:
9783-8391-8070-9**

[D] 24,90 Euro
(Hardcover)

Verlag: BoD „Books on Demand", Norderstedt.

Kurzinhalt:

Die Reise durch seine Gedankenwelt geht weiter. Dieses Buch enthält Gedichte und Kurzgeschichten. „Gedankenwelten" Band 2 spricht erneut eine Sprache, die mitten aus dem wahren Leben des Autors entstanden ist. Zeilen, die uns aus der Seele sprechen. Es sind weitere Gedanken eines jungen Schlaganfallopfers, das in einem Raumschiff der Hoffnung fliegt, welches weiter durch seine Gedankenwelt im Universum der Erinnerungen umherirrt, immer noch auf der Suche nach seinem verlorenen „Ich".

Die Leser erwartet eine Welt der Emotionen und Gefühle, in denen sie ihre eigenen wieder finden werden. Eine Begegnung mit seiner Seele auf einer Reise in einer virtuellen Gedankenwelt, die in sein Inneres führt. Ein spiritueller Wegweiser für Menschen, die einem gleichen Schicksal erlagen und unterwegs sind zu sich selbst, zur Verwirklichung ihrer Träume und zur Bezwingung ihrer inneren Berge. Das Buch, mit vielen, zum Teil farbigen Fotos, ist im Buchhandel erhältlich und kann auch über das Internet bei allen bekannten Internetbuchhandlungen bestellt werden, sowie direkt im Online-Shop des Autors. Siehe hierzu im Kapitel „Kontakt".

***

Gedankenwelten (Band 3) – Neue Gefühle...

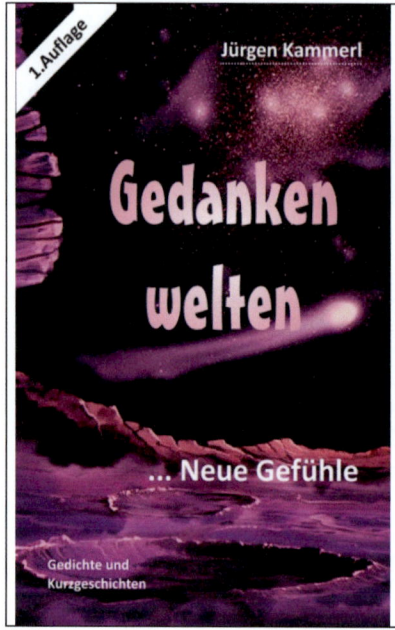

Jürgen Kammerl

Gedankenwelten - Band 3

Neue Gefühle...

Gedichte und Kurzgeschichten

1.Auflage, 172 Seiten, davon 35 in Farbe

ISBN-13: 9783-8423-5067-0

[D] 24,90 Euro (Hardcover)

Verlag: BoD „Books on Demand", Norderstedt.

Kurzinhalt:

Die Liebe gilt ohne Zweifel als eines der erhabensten Gefühle im Leben der Menschen, wenn nicht sogar als jenes Gefühl, das einem Menschen am meisten Erfüllung bringen kann. In seinem dritten Gedichtband aus der Buchreihe *„Gedankenwelten"* widmet sich der Autor vornehmlich seinen neuen Gefühlen und Empfindungen, die er in seiner neuen Gedankenwelt, speziell mit der Liebe, erfahren durfte. Aber auch mit liebevollen Kurzgeschichten kann der Autor Sie in eine andere Welt verführen. Mit seinen Liebesgedichten schafft es der Autor, eine finstere Nacht zum leuchtenden Tag zu machen. Seine Gedichte entzünden dort wieder Licht, wo vor dem nur Leere und Finsternis war. Die Liebe trägt eine unglaubliche Kraft in sich, die das Leben leichter und sinnvoller erscheinen lässt. Doch nicht immer bringt die Liebe Idylle mit sich. Ebenso können aus ihr Kummer, Schmerz und Leid erwachsen. Die Leser erwartet in gewohnter Weise eine Welt voller Emotionen und Gefühle. Es ist eine traumhafte Begegnung mit der Liebe, die ihn auf der Reise in die virtuelle Gedankenwelt begleitet. Begeben Sie sich mit dem Autor auf eine romantische und ergreifende Reise voller Liebe, Glück und Sehnsucht. Das Buch, mit vielen, zum Teil farbigen Fotos, ist im Buchhandel erhältlich und kann auch über das Internet bei allen bekannten Internetbuchhandlungen bestellt werden, sowie direkt im Online-Shop des Autors. Siehe hierzu im Kapitel „Kontakt".

***

Das Hörbuch - Gedankenwelten (Band 3)

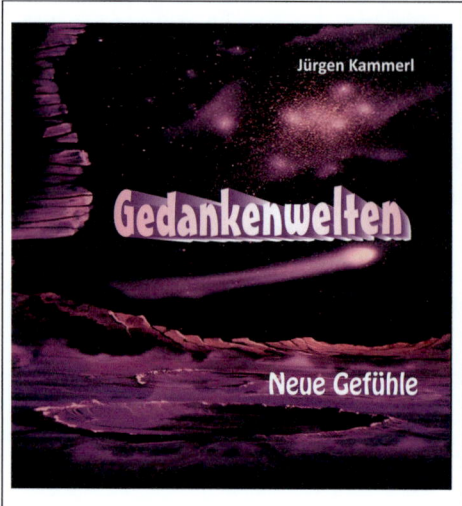

Jürgen Kammerl

Gedankenwelten - Band 3

Neue Gefühle...

Liebesgedichte

1.Auflage
Gesamtlaufzeit: ca. 60min.

**ISBN-13:
9783-0003-6821-9**

[D] 14,90 Euro

1 CD - gekürzte Ausführung, ohne Kurzgeschichten

Das Hörbuch zum gleichnamigen Buch Gedankenwelten - Band 3 ist jetzt nach zweimonatiger Produktionszeit fertiggestellt. Es wurde vom Autor selbst besprochen. Gehen Sie mit Jürgen Kammerl auf die Reise in die Gedankenwelt und in das Reich der Liebe. Sein warmer, sanfter und gefühlvoller Bariton bringt die gesprochenen Texte zum Klingen und nimmt die Fantasie seiner Zuhörer und Zuhörerinnen an die Hand. Der Klang seiner Stimme wirkt beruhigend und führt die Zuhörer in eine andere Welt voller Träume, Sehnsüchte und Verlangen nach Liebe. Begleitet wird seine Stimme mit einer angenehmen und entspannenden Musik von Axel Isensee, die den Zuhörer auf seiner Reise begleitet. Die professionelle Bearbeitung und das Mastering erfolgte im Aufnahmestudio Isenseemusic. Das Hörbuch können

Sie bequem in meinem Online-Shop erwerben. Siehe hierzu im Kapitel „Kontakt".

Hinweis:
Auf meiner Autorenhomepage sind Hörproben des Hörbuches und andere Audiotracks hinterlegt. Reinhören lohnt sich! Die Hörbuch-CD kann auf jedem handelsüblichen mobilen und stationären CD- und DVD- Player abgespielt werden.

***

Nachwort

Jeder Schlaganfall ist für Betroffene, aber auch für ihre Angehörigen ein einschneidendes Ereignis in einem bis dahin zumeist gesundheitlich ungetrübten Leben. Für die Betroffenen kommt es entscheidend darauf an, eine optimale medizinische Versorgung zu erhalten, um bestmögliche Rehabilitationserfolge zu ermöglichen. Wenngleich nicht wenige Schlaganfallbetroffenen nach einer umfassenden Therapie sogar wieder am Berufsleben teilnehmen können, bleiben doch bedauerlicherweise für die Mehrzahl der Schlaganfallbetroffenen lebenslange körperliche oder geistige Behinderungen zu bewältigen. Diese Tatsache bedeutet, für die politisch Verantwortlichen, dass sie alle Anstrengungen unternehmen sollten, um eine leistungsfähige Versorgung dieses Patientenkreises flächendeckend zu gewährleisten.

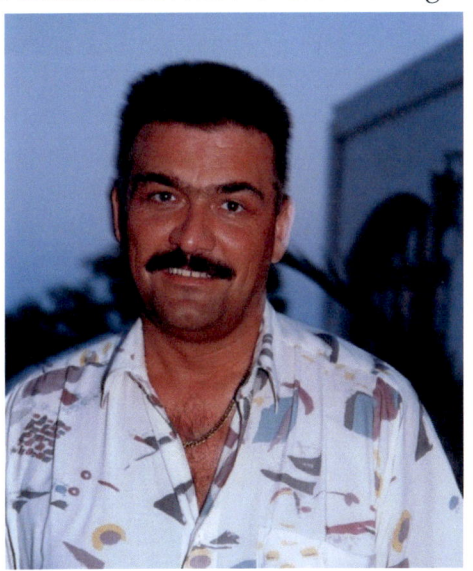

Für mich ist dies eine ganz neue Lebenserfahrung. Rausgerissen aus dem gewohnten selbstverständlichen Lebensrhythmus. Konfrontiert mit Einschränkungen, die ich vorher nie kannte. Das Geschehene zu verarbeiten ist eine enorme Belastung für die Seele. Noch heute fehlt mir meine komplette Kindheit, wie ich aufwuchs, wie ich zur Schule ging, meine Ausbildung, die Zeit des Erwachsenwerdens und die Zeit danach. Wenn ich versuche, mich an irgendetwas zu erinnern, sehe ich nur einen riesigen leeren, schwarzen Raum. Es fehlt mein komplettes bisheriges Leben. Nur dank vorhandener alter Unterlagen, die ich und meine Familie aufgehoben hatten, konnte ich einen kleinen Teil meines bisher erlebten Lebens wieder etwas nachvollziehen. Abgesehen von den innerlichen Bemühungen, in allen Situationen stets sein Bestes geben zu wollen und dabei immer wieder an seine vorzeitigen Grenzen zu stoßen ist nicht einfach für mich. Eines habe ich mir aber fest vorgenommen, nämlich nie die Hoffnung auf Besserung zu verlieren. In mir ist ein heftiger innerlicher Krieg entbrannt, den ich aufgenommen habe, um jede einzelne Erinnerung wiederzufinden. Es ist wie ein großes Puzzlespiel, in dem jede einzelne Erinnerung ein Puzzleteil ist, das zu meinem Puzzle des Lebens gehört und neu zusammengesetzt werden muss. Dank meines Ehrgeizes werde ich nicht so schnell aufgeben und den Kampf fortsetzen. Niemals die Hoffnung verlierend auf Besserung meines Zustandes nehme ich am neuen Leben teil. Ein Leben ohne frühere Persönlichkeit. Ein Leben als 44- jähriges Baby, das frisch geboren wurde und sich neu entwickeln muss. Zum Glück gibt es das Internet, wo ich durch die überwältigende Informationsflut auch Wege finden kann, die zu meiner Genesung beitragen werden. Auch an dem unermesslichen Erfahrungsschatz der Selbsthilfegruppe werde ich mich beteiligen, sodass ich bald wieder am aktiven Leben teilnehmen kann.

Ihr Jürgen Kammerl

***

Impressum

Bibliografische Information der Deutschen Nationalbibliothek
Die Deutsche Nationalbibliothek verzeichnet diese Publikation in der deutschen Nationalbibliografie; detaillierte bibliografische Daten sind im Internet über **http://dnb.d-nb.de** abrufbar.

Herstellung und Verlag:

Verlag BoD,
Books on Demand GmbH
D-22848 Norderstedt.
http://www.bod.de

Buchgestaltung (unter Verwendung eigener Fotos):
Titelbild:	Jürgen Kammerl
Umschlaglayout und Umschlaggestaltung:	Jürgen Kammerl
Textverarbeitung:	Jürgen Kammerl
Lektorat:	Gabriele Mann
Drucksatz + Layout:	Jürgen Kammerl
Druck + Bindung:	BoD, Norderstedt

ISBN13: 9873-8370-4061-6

Autors darf das Werk, auch nicht Teile daraus, weder reproduziert, übertragen noch kopiert werden, wie zum Beispiel manuell oder mithilfe elektronischer und mechanischer Systeme inklusive Fotokopieren, Bandaufzeichnung und Datenspeicherung. Zuwiderhandlung verpflichtet zu Schadenersatz. Alle im Buch enthaltenen Angaben, Ergebnisse usw. wurden vom Autor nach bestem Wissen erstellt. Sie erfolgen ohne jegliche Verpflichtung oder Garantie des Verlages. Er übernimmt deshalb keinerlei Verantwortung und Haftung für etwa vorhandene Unrichtigkeiten. Dieses Buch ist ein auf Erfahrungen und Recherchen des Autors gegründetes Werk, und kann, und soll kein ärztliches Nachschlagewerk ersetzen!

Kontakt

Liebe Leser und Leserinnen, sollten Sie Fragen oder Anregungen zu diesem Buch oder Thema haben, stehe ich Ihnen gerne unter der nachfolgend aufgeführten e-mail Adresse zur Verfügung:

info@die-gedankenwelt.de

Wenn Sie mehr über mich, meine Bücher und meine anderen Projekte erfahren möchten, die zurzeit in Arbeit oder geplant sind, können Sie dies tun unter:

http://www.die-gedankenwelt.de

Wenn Sie ein Buch oder einen anderen Artikel aus meinem Online-Shop bestellen möchten, können Sie dies tun unter:

http://www.shopdie-gedankenwelt.de

Natürlich freue ich mich auch über jeden Gästebucheintrag von Ihnen auf meiner Autorenhomepage.

Wenn Sie mehr über die Thematik Schlaganfall erfahren möchten, können Sie dies tun unter:

http://www.schlaganfall-hilfe.de

oder über das Schlaganfall-Forum:

http://www.das-schlaganfall-forum.de

Wenn Sie Kontakt zur Selbsthilfegruppe für junge und jung ge-
bliebene Schädel-Hirnverletzte in Darmstadt aufnehmen wollen,
können Sie dies tun unter:

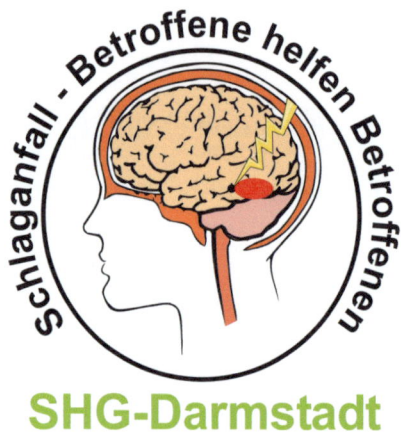

Bessungerstrasse 41
D-64285 Darmstadt
Telefon: 06151-609558
e-mail: shg-darmstadt@t-online.de
Internet: www.shg-darmstadt.de

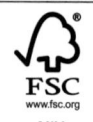